Elizabeth Fenwick

**Alles über
Kinderkrankheiten**

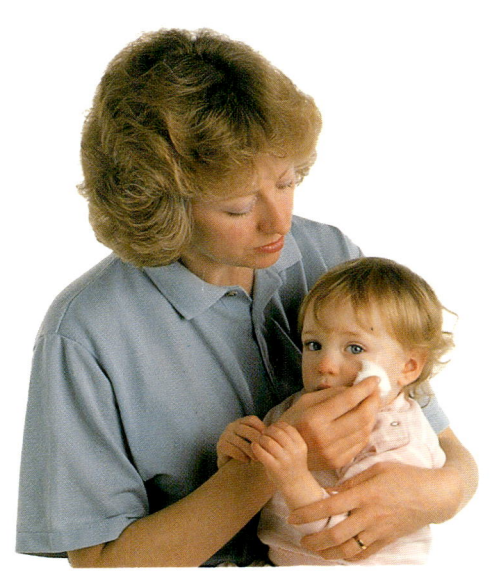

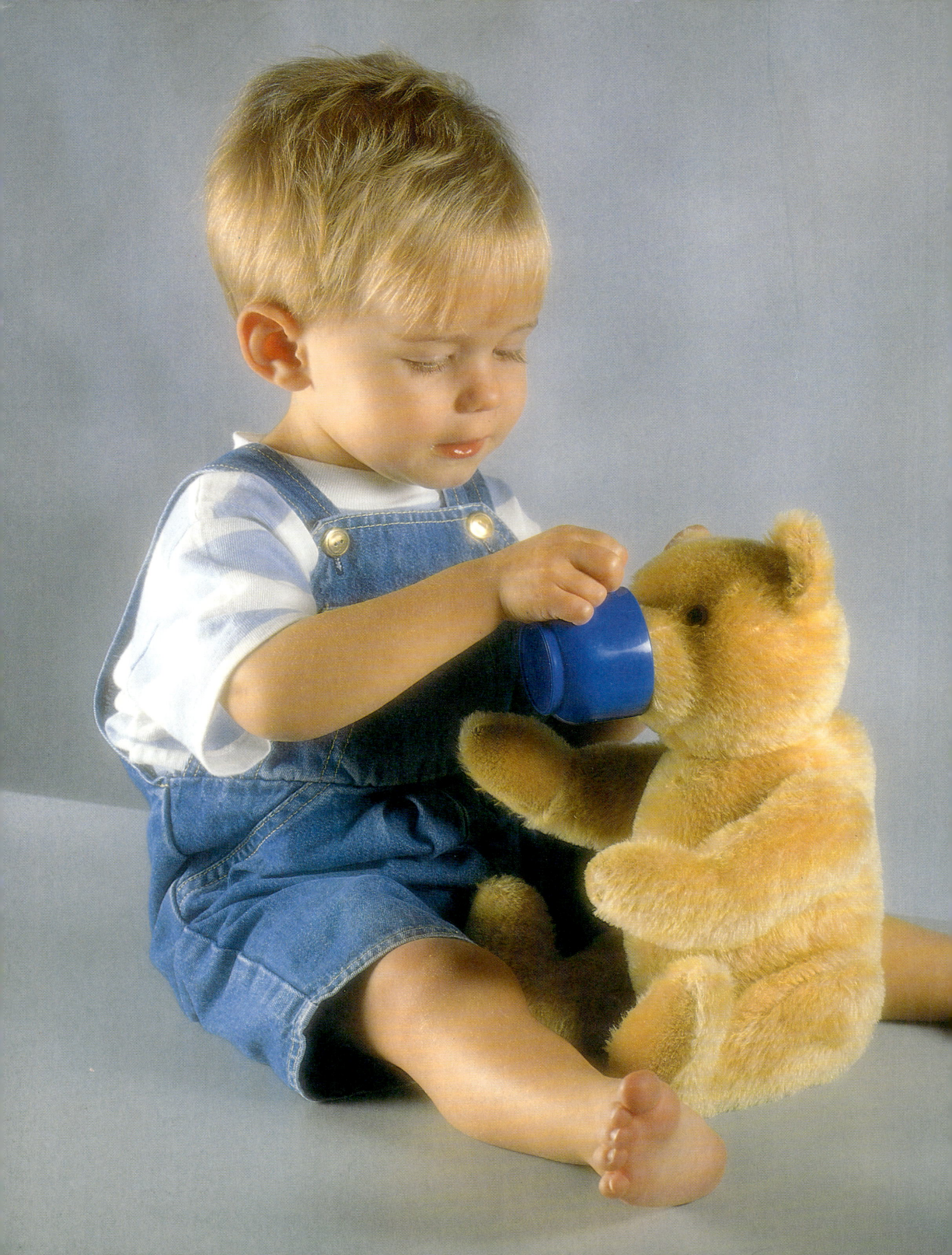

Elizabeth Fenwick

Alles über Kinderkrankheiten

Otto Maier Ravensburg

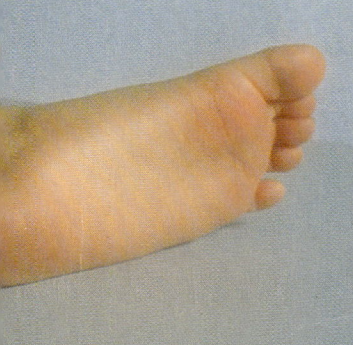

CIP-Titelaufnahme der Deutschen Bibliothek

Alles über Kinderkrankheiten /
Elizabeth Fenwick.
[Aus dem Engl. übertr. von Lothar Beyer
und Lynn Hattery-Beyer]. –
Ravensburg: Maier, 1991
   Einheitssacht.: The complete Johnson and
   Johnson book of mother and baby care <dt.>
   Teilausg.
   ISBN 3-473-42375-0
NE: Fenwick, Elizabeth

Die englische Originalfassung stammt
von den Seiten 172 bis 245 von
„The Complete Johnson & Johnson Book
of Mother & Baby Care"
© 1990 Dorling Kindersley Limited, London
Text copyright © 1990 Elizabeth Fenwick
ISBN 0-86318-439-1

© der deutschen Textfassung
Ravensburger Buchverlag Otto Maier GmbH,
Ravensburg 1991
Aus dem Englischen übertragen von
Lothar Beyer und Lynn Hattery-Beyer
Umschlaggestaltung: Ekkehard Drechsel BDG
Gesamtherstellung: Appl, Wemding
Printed in Germany

94 93 92 91   4 3 2 1

ISBN 3-473-42375-0

Inhalt

Die ersten drei Monate	**6**	
Flecken und Ausschlag	8	
Windelausschlag	8	
Milchschorf	9	
Augenentzündung	9	
Frieren, Überhitzung	10	
Erbrechen	11	
Durchfall	11	
Diagnose im Überblick	**12**	
Erste Anzeichen einer Krankheit	**14**	
Symptome feststellen	15	
Der Besuch beim Arzt	16	
Ins Krankenhaus gehen	**17**	
Das Kind mit Fieber	**18**	
Verschiedene Thermometer	18	
Fieber messen	19	
Fieber senken	20	
Alles über Medikamente	**21**	
Babys Medizin geben	21	
Kindern Medizin geben	22	
Nasentropfen geben	22	
Ohrentropfen geben	23	
Augentropfen geben	23	
Ein krankes Kind pflegen	**24**	
Essen und Trinken	24	
Übelkeit und Erbrechen	25	
Beschäftigung und Unterhaltung	25	
Erkältungen und Grippe	**26**	
Erkältung	26	
Grippe	27	
Schutzimpfungen	**28**	
Infektionskrankheiten	**29**	
Röteln	29	
Masern	30	
Windpocken	31	
Mumps	32	
Keuchhusten	33	

Probleme mit den Augen	**34**	
Augenlidentzündung	34	
Bindehautentzündung	34	
Gerstenkorn	35	
Schielen	35	
Probleme mit den Ohren	**36**	
Ohrentzündung	36	
Mittelohrentzündung	37	
Tubenkatarrh	37	
Infektionen im Mund	**38**	
Soor	38	
Infektionen des Rachens	**39**	
Halsschmerzen	39	
Mandelentzündung	39	
Husten und Erkrankungen der Atemwege	**40**	
Krupp	40	
Husten	41	
Bronchitis	42	
Asthma	42	
Lungenentzündung	43	
Bauchschmerzen	**44**	
Mit Bauchschmerzen umgehen	44	
Verstopfung, Erbrechen, Durchfall	**45**	
Verstopfung	45	
Erbrechen	46	
Magen-Darm-Katarrh	46	
Durchfall	47	
Blase, Nieren, Genitalien	**48**	
Harnwegeinfektion	48	
Genitalerkrankungen bei Mädchen	49	
Genitalerkrankungen bei Jungen	49	
Hauterkrankungen	**50**	
Flecken und Furunkel	50	
Nesselsucht	51	
Hitzeausschlag	51	
Ekzeme	52	

Sonnenbrand	53	
Rissige Haut	53	
Bläschenflechte	54	
Warzen	54	
Grindflechte	55	
Läuse und Nissen	56	
Fadenwürmer	56	
Epilepsie und Hirnhautentzündung	**57**	
Die Sicherheit Ihres Kindes	**58**	
Sicherheit im Haushalt	58	
Erste Hilfe	**61**	
Lebensrettungsmaßnahmen	62	
Herzschlag und Herzmassage	64	
Die stabile Seitenlage	65	
Ersticken	66	
Ertrinken	67	
Schock	68	
Vergiftungen	68	
Verbrennungen und Verbrühungen	69	
Starke Blutungen	70	
Fremdkörper in einer Wunde	70	
Schnitte und Schürfwunden	71	
Nasenbluten	71	
Kopf- und Gesichtsverletzungen	72	
Blaue Flecken	72	
Verstauchungen	73	
Brüche und ausgerenkte Gelenke	73	
Fremdkörper im Auge	74	
Fremdkörper im Ohr	74	
Fremdkörper in der Nase	75	
Stromschläge	75	
Kleine Bisse und Stiche	76	
Schlangenbisse	76	
Quallen	77	
Splitter und Dornen	77	
Blasen	77	
Stichwortverzeichnis	78	

Die ersten drei Monate

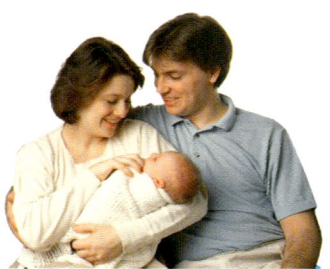

Für Eltern ist es besonders bei ihrem ersten Baby häufig schwer zu entscheiden, ob das Baby krank ist. Solange es zufrieden wirkt und seine Mahlzeiten nimmt, ist es wahrscheinlich gesund. Doch können Babys sehr schnell krank werden. Und jede Infektion kann für sie gefährlich sein. Fällt Ihnen etwas Außergewöhnliches auf, dann schauen Sie in die Liste von Krankheitssymptomen auf dieser Doppelseite. Hier sind die größten Gefahren für Ihr Baby, aber auch die häufigsten ungefährlichen Krankheiten beschrieben. Die Beschreibungen verweisen Sie auf die ausführlichen Abhandlungen auf den Seiten 8 bis 11.

Sie dürfen nur als Anhaltspunkte und nicht als endgültige Diagnose verstanden werden. Diese kann nur ein Arzt stellen. Finden Sie die Symptome Ihres Babys nicht beschrieben, schauen Sie auf den Seiten 12 bis 13 nach. Dort sind Kinderkrankheiten aller Altersstufen beschrieben. Babys werden mit einem natürlichen Schutz vor Krankheiten geboren. Sie erhalten vor der Geburt Antikörper über das Blut der Mutter. Gestillte Babys erhalten weitere Antikörper mit der Muttermilch. Dieser Schutz hält etwa sechs Monate. Deshalb ist es unwahrscheinlich, daß ein Baby in dieser Zeit an einer der üblichen Kinderkrankheiten erkrankt.

NOTSIGNALE

Wenden Sie sich sofort an einen Notarzt, wenn
▶ sein Erbrochenes grün gefärbt ist;
▶ es länger als 30 Minuten eine Temperatur über 39 °C hat;
▶ es sich erbricht und zugleich schreit, als ob es starke Schmerzen hat;
▶ es schnell oder geräuschvoll atmet;
▶ es eine gewölbte und angespannte Fontanelle hat, obwohl es nicht schreit;

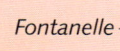
Fontanelle

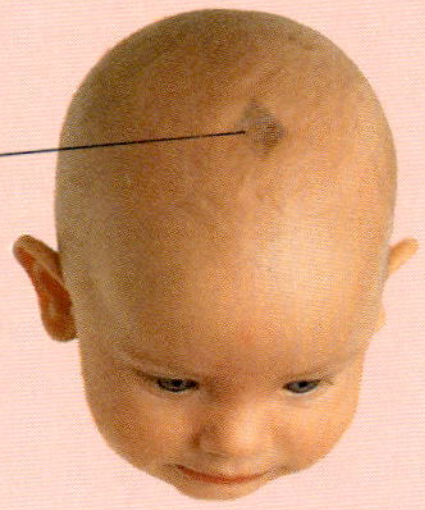

▶ es vor Schmerzen schreit und dabei bleich wird;
▶ es Blut oder Schleim im Stuhl hat.

RUFEN SIE DEN ARZT

Wenden Sie sich sofort an Ihren Arzt, wenn das Baby
▶ viel mehr als sonst schreit oder das Schreien für längere Zeit ungewöhnlich klingt;
▶ ungewöhnlich ruhig, benommen oder teilnahmslos ist;
▶ zwei Mahlzeiten hintereinander verweigert oder sechs Stunden nichts zu sich genommen hat;
▶ deutlich gereizt oder unruhig wirkt.

FRÜHGEBORENE BABYS

Babys, die bei der Geburt sehr klein waren oder die einen Monat oder noch eher vor dem errechneten Termin geboren wurden, sind in den ersten Lebenswochen für Infektionen besonders anfällig. Sie sollten ein solches Baby vor Menschen, die erkältet sind, isolieren und mit ihm zu Hause bleiben, bis es etwas älter ist und genügend Gewicht zugenommen hat.

Schreien
Wenn sich das Baby über eine Stunde nicht mit den üblichen Methoden beruhigen läßt oder das Schreien ungewöhnlich klingt, wenden Sie sich sofort an Ihren Arzt. Längeres Schreien, das immer wieder zu ähnlichen Tageszeiten auftritt, weist auf Koliken. Diese können mehrere Wochen andauern, es gibt keine Mittel dagegen.

Geringe Gewichtszunahme
Wenn das Baby nur wenig an Gewicht zunimmt, so fragen Sie den Arzt. Manchmal weist die geringe Zunahme auf eine versteckte Krankheit.

Appetitmangel
Wenn das Baby seine Milch nicht trinken will, aber sonst einen zufriedenen Eindruck macht, besteht kein Anlaß zur Besorgnis. Wenn es die Mahlzeiten aber mehrmals verweigert oder über sechs Stunden nichts zu sich nimmt, **wenden Sie sich sofort an Ihren Arzt.**

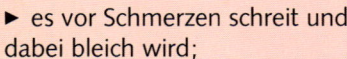

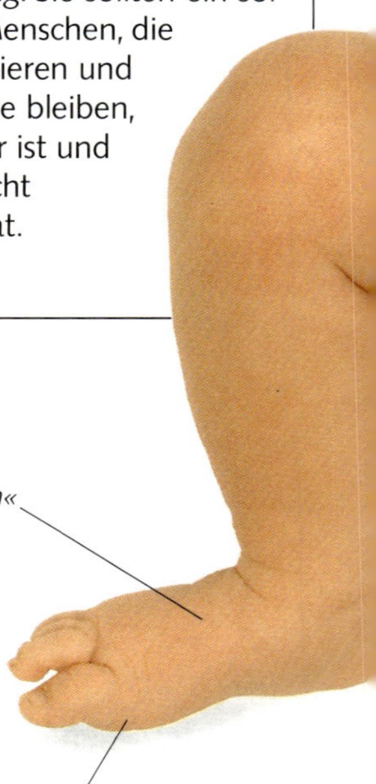

Kalte Hände und Füße, siehe »Frieren« (S. 10)

Trockene und schuppige Haut, dies bedeutet, daß die Haut des Babys zu trocken ist, massieren Sie sie mit etwas Babyöl oder Feuchtigkeitscreme für Babys.

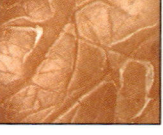

DIE ERSTEN DREI MONATE

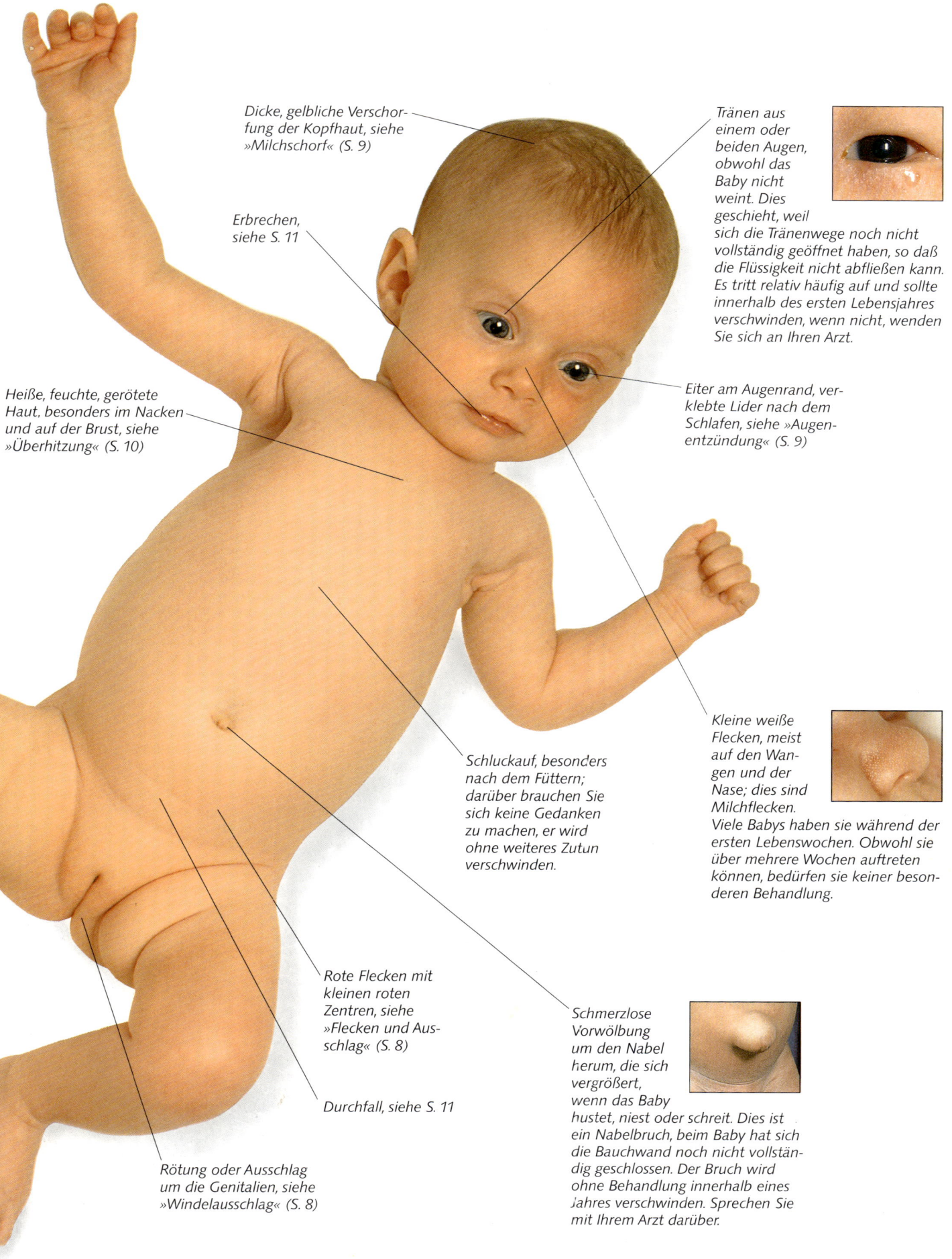

Dicke, gelbliche Verschorfung der Kopfhaut, siehe »Milchschorf« (S. 9)

Erbrechen, siehe S. 11

Heiße, feuchte, gerötete Haut, besonders im Nacken und auf der Brust, siehe »Überhitzung« (S. 10)

Tränen aus einem oder beiden Augen, obwohl das Baby nicht weint. Dies geschieht, weil sich die Tränenwege noch nicht vollständig geöffnet haben, so daß die Flüssigkeit nicht abfließen kann. Es tritt relativ häufig auf und sollte innerhalb des ersten Lebensjahres verschwinden, wenn nicht, wenden Sie sich an Ihren Arzt.

Eiter am Augenrand, verklebte Lider nach dem Schlafen, siehe »Augenentzündung« (S. 9)

Schluckauf, besonders nach dem Füttern; darüber brauchen Sie sich keine Gedanken zu machen, er wird ohne weiteres Zutun verschwinden.

Kleine weiße Flecken, meist auf den Wangen und der Nase; dies sind Milchflecken. Viele Babys haben sie während der ersten Lebenswochen. Obwohl sie über mehrere Wochen auftreten können, bedürfen sie keiner besonderen Behandlung.

Rote Flecken mit kleinen roten Zentren, siehe »Flecken und Ausschlag« (S. 8)

Durchfall, siehe S. 11

Schmerzlose Vorwölbung um den Nabel herum, die sich vergrößert, wenn das Baby hustet, niest oder schreit. Dies ist ein Nabelbruch, beim Baby hat sich die Bauchwand noch nicht vollständig geschlossen. Der Bruch wird ohne Behandlung innerhalb eines Jahres verschwinden. Sprechen Sie mit Ihrem Arzt darüber.

Rötung oder Ausschlag um die Genitalien, siehe »Windelausschlag« (S. 8)

Flecken und Ausschlag

Was ist das?
Viele Neugeborene bekommen Flecken und Ausschläge, sie sind nichts Ungewöhnliches und müssen nicht bedeuten, daß das Baby ernstlich krank ist. Die meisten Kinder bekommen eine Nesselsucht, eine allergische Reaktion der Haut. Der Hautausschlag verschwindet nach kurzer Zeit wieder vollständig.

Was können Sie tun?
Hat Ihr Baby Nesselsucht, so sollten Sie diese einfach ignorieren. Der Ausschlag wird in kurzer Zeit von allein verschwinden. Der Ausschlag hängt auch nicht mit einer möglichen Unverträglichkeit der Milch zusammen, weshalb Sie auch nichts an der Milchzusammensetzung ändern sollten.

SYMPTOME

▶ Leicht erhöhte, hellrote Flecken mit einem kleinen roten Zentrum. Sie treten an verschiedenen Köperstellen auf und verschwinden spätestens nach einigen Stunden.

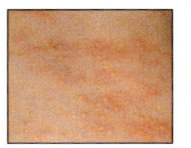

RUFEN SIE DEN ARZT

Wenden Sie sich sofort an Ihren Arzt, wenn die Flecken flach und dunkelrot oder violett gefärbt sind. Sie sollten sich baldmöglichst an den Arzt wenden,
▶ wenn sich im Flecken Eiter gebildet hat;
▶ wenn sich die Flecken entzündet haben.

Windelausschlag

Was ist das?
Windelausschlag ist eine Entzündung der Hautzonen, die von der Windel bedeckt sind. Er kann auftreten, wenn das Baby zu lange in einer schmutzigen Windel lag. Die Bakterien im Stuhl spalten den Urin auf und setzen Ammoniak frei. Dieses greift die Haut an. Der Ausschlag kann auch durch Waschmittel- oder Weichspülerreste entstehen. Ein Ausschlag, der normalerweise im Mund beginnt, sich dann aber bis in die Windelgegend ausbreitet, sieht ähnlich aus; es handelt sich aber um Soor (siehe S. 38).

SYMPTOME

▶ Gerötete, fleckige und wunde Haut im Windelbereich;
▶ die Windel riecht relativ deutlich nach Ammoniak.

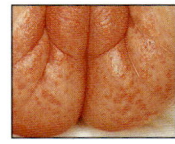

Was können Sie tun?
1 Kaufen Sie eine Wundcreme (oder lassen Sie sich diese vom Arzt verschreiben). Cremen Sie bei jedem Windelwechsel das Baby gründlich ein.

2 Wechseln Sie regelmäßig die Windeln. Jedesmal sollte der Po gründlich gewaschen und abgetrocknet werden. Verwenden Sie auch in Wegwerfwindeln stark saugende Einlagen.

3 Verwenden Sie keine Windelhöschen aus Kunststoff über Stoffwindeln. Lassen Sie das Baby so häufig wie möglich mit nacktem Po auf einer Decke und einer Windel liegen, am besten auf dem Fußboden. Frische Luft ist die beste Medizin!

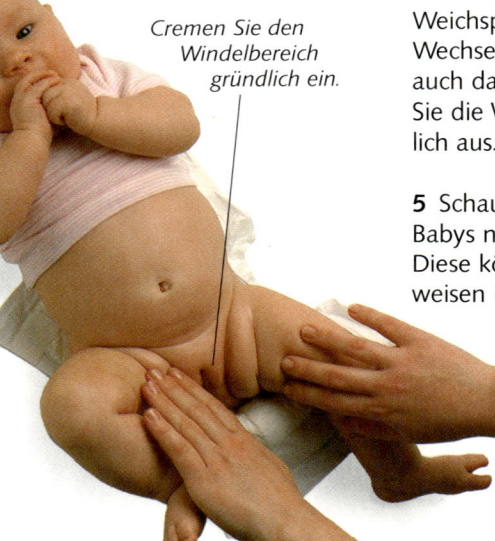

Cremen Sie den Windelbereich gründlich ein.

4 Verwenden Sie keinen Weichspüler für Ihre Windeln. Wechseln Sie probehalber auch das Waschmittel. Spülen Sie die Windeln sehr gründlich aus.

5 Schauen Sie im Mund des Babys nach weißen Flecken. Diese können auf Soor hinweisen (siehe S. 38).

RUFEN SIE DEN ARZT

Wenden Sie sich baldmöglichst an Ihren Arzt, wenn:
▶ der Ausschlag länger als zwei Tage anhält;
▶ Sie glauben, daß das Baby Soor hat.

Was wird der Arzt machen?
Der Arzt wird eine antibiotische Salbe verschreiben, wenn er feststellt, daß sich der Ausschlag entzündet hat, oder eine antimykotische Salbe, wenn es sich um Soor handelt.

Milchschorf

Was ist das?
Milchschorf ist eine Schuppenbildung am Kopf des Babys, die sich manchmal über das Gesicht und den Oberkörper bis in die Windelgegend fortsetzt. Dabei entsteht ein roter, schuppiger Ausschlag. Dieser sieht gefährlicher aus, als er tatsächlich ist.

SYMPTOME

▶ Gelblichbraune, schuppige Flecken auf der Kopfhaut.

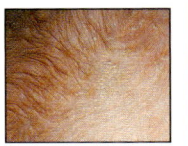

RUFEN SIE DEN ARZT

Wenden Sie sich baldmöglichst an Ihren Arzt, wenn sich die Flecken ausbreiten und
▶ diese das Baby zu stören beginnen;
▶ aussehen, als seien sie entzündet;
▶ nach fünf Tagen nicht verschwunden sind.

Was können Sie tun?
1 Massieren Sie die Schuppen auf dem Kopf sanft mit einem Wattebausch, den Sie zuvor mit Babyöl getränkt haben. Warten Sie 12 bis 24 Stunden, und kämmen Sie die Schuppen vorsichtig aus dem Haar. Diese Prozedur müssen Sie unter Umständen mehrmals wiederholen.

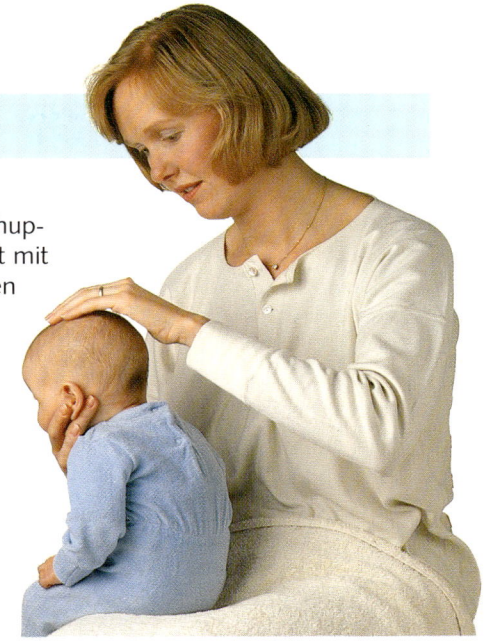

2 Wenn sich die Flecken ausbreiten, sollten Sie die befallenen Zonen sauber- und trockenhalten. Verwenden Sie keine Seife, keine Babylotion und keine Badezusätze.

Was wird der Arzt tun?
Halten sich die Flecken hartnäckig oder beginnen sie zu nässen, wird Ihnen der Arzt eine spezielle Salbe verschreiben.

Augenentzündung

Was ist das?
Babys haben häufig einen gelblichen Ausfluß aus den Augen. Dies ist Anzeichen einer Entzündung, die durch Blut oder Fruchtwasser, das während der Geburt in das Auge gelangt ist, hervorgerufen wird. Treten die Symptome einige Tage nach der Geburt auf, so hat das Baby Bindehautentzündung (siehe S. 34).

SYMPTOME

▶ Die Augenlider sind nach dem Schlafen verklebt.
▶ Gelblicher Ausfluß an den inneren Augenecken.

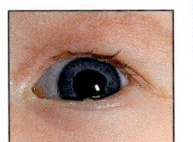

RUFEN SIE DEN ARZT

Wenden Sie sich sofort an Ihren Arzt, wenn der Ausfluß stark und eitrig wird. Wenden Sie sich baldmöglichst an Ihren Arzt, wenn
▶ das Baby die Symptome erst zwei Tage nach der Geburt entwickelt;
▶ die Symptome nicht nach drei Tagen verschwunden sind.

Was können Sie tun?
Säubern Sie die Augen zweimal täglich mit warmem, abgekochtem Wasser. Wischen Sie von den inneren Augenecken nach außen. Nehmen Sie für jedes Auge frische Watte.

Was wird der Arzt tun?
Stellt der Arzt fest, daß das Kind Bindehautentzündung hat, so verschreibt er antibiotische Augentropfen.

Augentropfen geben
Wickeln Sie das Baby in eine Decke. Halten Sie vorsichtig ein Auge geöffnet, und geben Sie mit der Pipette einen Tropfen in das Lid. Wiederholen Sie dies auf der anderen Seite.

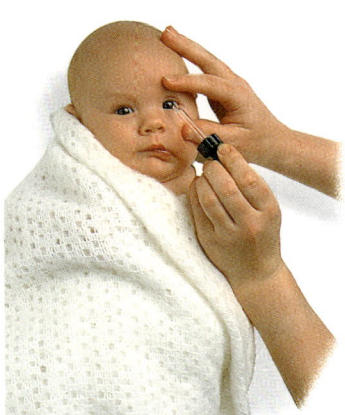

Frieren

Warum sind Babys gefährdet?
Während der ersten Lebenswochen kann der Körper eines Baby seine Temperatur noch nicht richtig regulieren. Wenn es zu kalt ist und der Körper nicht gut genug geschützt ist, kann es schnell zu einer gefährlichen Unterkühlung kommen. Besonders gefährdet sind frühgeborene Babys.

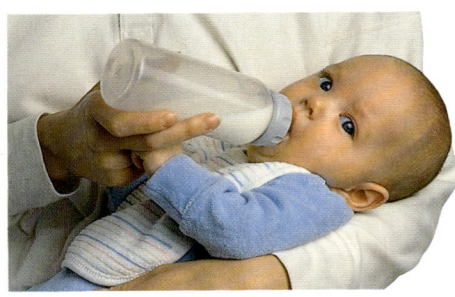

Was können Sie tun?
1 Ist es einmal unterkühlt, so nützt es nichts, dem Baby nur zusätzliche Kleidung anzuziehen. Bringen Sie es in einen warmen Raum, und füttern Sie es.

2 Messen Sie die Temperatur (siehe S. 19). Liegt die gemessene Temperatur unter 35 °C, so ist das Baby lebensbedrohlich unterkühlt. **Wenden Sie sich sofort an Ihren Arzt.**

■ SYMPTOME ■

Erste Anzeichen
▶ Schreien und unruhiges Verhalten;
▶ kalte Hände und Füße.

Anzeichen für Unterkühlung
▶ Ruhiges, abwesendes Verhalten, wenn das Baby weiter abkühlt;
▶ Brust und Bauch fühlen sich kalt an;
▶ Gesicht, Hände und Füße sind rosa gerötet.

Wie Sie Unterkühlung verhindern können
Der Raum, in dem das Baby schläft, sollte eine Temperatur von etwa 20 °C haben. Wenn Sie das Baby ausziehen oder baden, sollte der Raum noch wärmer sein. Fahren Sie das Baby bei kaltem Wetter aus, sollten Sie es gut warm halten. Lassen Sie das Kind an kalten Tagen nicht draußen im Kinderwagen schlafen.

■ RUFEN SIE DEN ARZT ■

Wenden Sie sich sofort an Ihren Arzt, wenn das Baby
▶ Anzeichen von Unterkühlung zeigt;
▶ eine Körpertemperatur unter 35 °C hat.

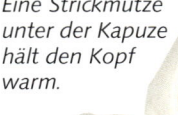

Eine Strickmütze unter der Kapuze hält den Kopf warm.

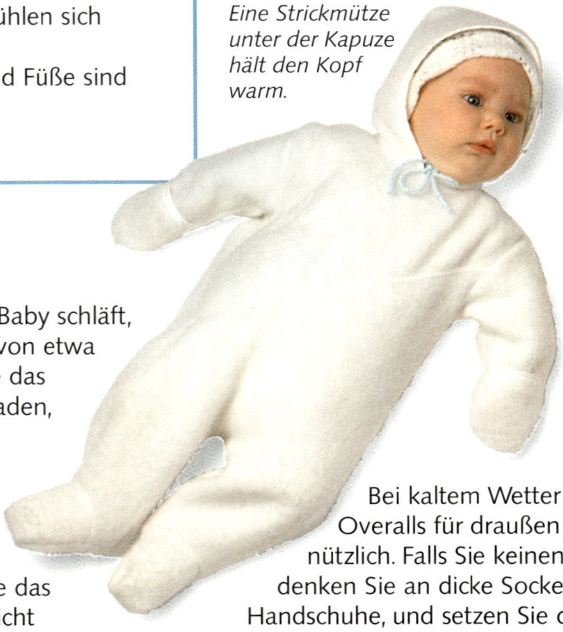

Bei kaltem Wetter sind solche Overalls für draußen besonders nützlich. Falls Sie keinen haben, denken Sie an dicke Socken und Handschuhe, und setzen Sie dem Baby eine Mütze auf.

Überhitzung

Warum sind Babys gefährdet?
Während der ersten Lebenswochen kann der Körper eines Babys seine Temperatur noch nicht richtig regulieren. Es kann deshalb zu einer Unterkühlung aber auch zu einer Überhitzung kommen.

Was können Sie tun?
1 Bringen Sie das Baby an einen kühleren Ort, und ziehen Sie ihm eine Kleidungsschicht aus.

2 Messen Sie die Temperatur. Ist Sie stark gestiegen, versuchen Sie, das Kind zu kühlen (siehe S. 20).

3 Ziehen Sie dem Kind leichtere Kleidung an.

■ SYMPTOME ■

▶ Unruhiges Verhalten;
▶ heiße und feuchte Haut;
▶ erhöhte Temperatur.

Wie Sie Überhitzung vermeiden können
Ein Baby kann an sehr heißen Tagen nur mit der Windel und einem Unterhemd bekleidet schlafen. Denken Sie aber auch an die Gefahr der Unterkühlung (siehe oben). Lassen Sie das Kind niemals in der Sonne schlafen. Seine Haut verträgt die Strahlung noch nicht. Sorgen Sie für Schatten, und schauen Sie etwas häufiger nach dem Baby.

■ RUFEN SIE DEN ARZT ■

Wenden Sie sich sofort an Ihren Arzt, wenn die Körpertemperatur auf über 38 °C gestiegen ist.

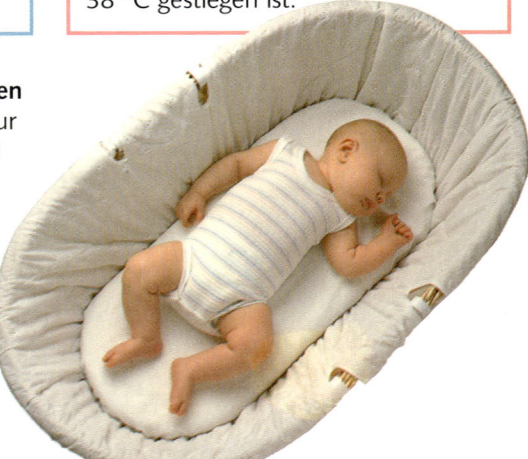

Erbrechen

Warum übergeben sich Babys?
Während des Fütterns oder auch danach spucken alle Babys etwas Milch wieder aus. Das ist ganz normal und kein Anlaß zur Sorge; das Baby ist nicht krank. Das Spucken sieht nur so aus, als ob sich das Baby erbricht. Übergibt sich das Baby richtig, dann spuckt es den meisten Teil der Milch wieder aus – und nicht nur ein bißchen. Erbricht sich ein Baby, das mit der Flasche gefüttert wird, häufig, und hat es zusätzlich Durchfall, dann kann es einen Magen-Darm-Katarrh (auch Gastroenteritis, siehe S. 46) haben. Dies ist sehr gefährlich, denn das Kind kann sehr schnell austrocknen.

Kräftiges Erbrechen
Manchmal erbrechen sich Babys so kräftig, daß sie quer über den Tisch spucken. Passiert dies bei zwei bis drei aufeinanderfolgenden Fütterungen, wenden Sie sich baldmöglichst an Ihren Arzt! Die wahrscheinlichste Ursache ist harmlos, das Baby hat beim Füttern so viel Luft geschluckt, daß diese beim Aufstoßen größere Mengen der Milch wieder herausbefördert. Passiert das starke Erbrechen aber häufiger hintereinander, und scheint das Baby dabei hungrig zu sein, dann kann es eine Pylorusstenose haben. Dies ist ein Geburtsfehler, bei dem der Muskelring, der den Magen mit dem Zwölffingerdarm verbindet, verengt ist. Dies führt dazu, daß der Mageninhalt nicht richtig weiterwandern kann. Eine kleine, harmlose Operation beseitigt das Übel.

Was können Sie tun?

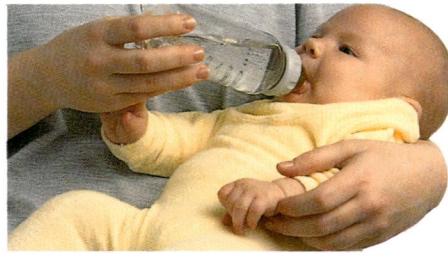

1 Hören Sie für 24 Stunden auf, mit der Flasche zu füttern. Geben Sie dem Baby statt dessen regelmäßig abgekochtes und abgekühltes Wasser zu trinken oder eine Traubenzuckerlösung, für die Sie drei Teelöffel Traubenzucker auf 200 ml abgekochtes Wasser geben. Das Kind sollte mindestens einen halben Liter Wasser pro Tag trinken.

2 Geben Sie dem Baby während der nächsten drei Tag nur verdünnte Nahrung, wie unten beschrieben. Bieten Sie ihm jede Stunde etwas zu trinken an.
1. Tag: Geben Sie auf die normale Wassermenge nur ein Viertel des Milchpulvers.
2. Tag: Nehmen Sie jetzt die Hälfte des Milchpulvers.
3. Tag: Nehmen Sie dreiviertel der Milchpulvermenge.
4. Tag: Jetzt können Sie wieder die normale Mischung ansetzen.

> **NOTSIGNALE**
>
> **Wenden Sie sich sofort an einen Notarzt,** wenn das Baby:
> ▶ innerhalb von sechs Stunden alle Nahrung immer wieder erbricht;
> ▶ einen trockenen Mund hat;
> ▶ eingesunkene Augen hat;
> ▶ eine eingesunkene Fontanelle hat;
> ▶ mehr als sechs Stunden lang eine trockene Windel hat.

> **RUFEN SIE DEN ARZT**
>
> **Wenden Sie sich sofort an Ihren Arzt,** wenn sich das Baby erbricht und weitere Krankheitsanzeichen zeigt; das Baby mehrmals die aufgenommene Nahrung erbricht.

Was wird der Arzt tun?
Hat der Arzt die Ursache des Erbrechens diagnostiziert, wird er diese zu behandeln versuchen. Wenn das Baby schon sehr viel Körperflüssigkeit verloren hat, wird er es in eine Klinik überweisen.

Wie können Sie Erbrechen verhindern?
Gestillte Babys haben nur sehr selten verdorbene Mägen. Wenn Sie das Baby mit der Flasche füttern, achten Sie auf die peinlich genaue Sterilisation aller Flaschen und Geräte. Lassen Sie keine Milch stehen, schütten sie alle Reste weg. Lassen Sie die Milch nach der Zubereitung unter laufendem kalten Wasser schnell abkühlen. Lagern Sie fertig zubereitete Flaschen immer im Kühlschrank.

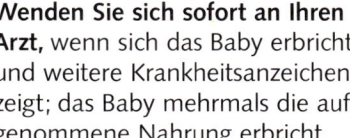

Durchfall

Was ist das?
Solange Babys keine feste Nahrung essen, haben sie mehrmals am Tag relativ flüssige Stuhlgänge. Sind die Stühle aber deutlich flüssiger als gewöhnlich und grünlich gefärbt, dann hat das Baby einen Durchfall. Dieser ist gefährlich, denn er führt schnell zur Austrocknung.

Was können Sie tun?
Sorgen Sie dafür, daß das Baby genug zu trinken bekommt. Wenn Sie stillen, sollten Sie dem Baby zusätzlich kaltes, abgekochtes Wasser geben. Wenn Sie mit der Flasche füttern, geben Sie dem Baby, wie beim Erbrechen, verdünnte Nahrung (siehe oben).

> **RUFEN SIE DEN ARZT**
>
> **Wenden Sie sich sofort an einen Notarzt,** wenn das Baby irgendeines der Anzeichen für Notfälle zeigt, wie sie für »Erbrechen« beschrieben sind (ganz oben rechts).

Diagnose im Überblick

Versuchen Sie die Symptome auf der Übersicht zu finden, wenn sich das Kind unwohl fühlt. Zeigt es mehr als ein Symptom, so versuchen Sie das zu bestimmen, was Ihnen am stärksten erscheint. Die Kurzbeschreibung weist auf eine mögliche Diagnose und verweist Sie auf die Beschreibung der Krankheit im Buch. Dort werden die Symptome ausführlicher beschrieben, die Art der Krankheit und ihre Gefährlichkeit werden erläutert, und Ihnen werden Informationen darüber gegeben, wie Sie Ihrem Kind helfen können. Außerdem erhalten Sie Hinweise, ob und wann Sie den Arzt holen sollten. Denken Sie daran, daß nur ein Arzt eine Diagnose sicher stellen kann! Wenn Ihr Baby jünger als drei Monate alt ist, schlagen Sie die Seiten 6 und 7 auf, dort sind die Symptome der Krankheiten beschrieben, die typisch für sehr junge Babys sind.

Erhöhte Temperatur
Eine erhöhte Körpertemperatur (Fieber) kann darauf hindeuten, daß Ihr Kind eine Infektion hat. Überprüfen Sie, ob Sie andere Anzeichen einer Krankheit bemerken. Kinder können aber auch nach intensivem Spielen oder bei sehr heißem Wetter erhöhte Temperatur haben. Sie sollten deshalb in solchen Fällen die Messung nach etwa 30 Minuten wiederholen. Liegt die Temperatur dann immer noch über 38 °C, können Sie von einer Krankheit ausgehen.

Verändertes Verhalten
Ist das Kind weniger lebendig als sonst, ist leicht reizbar, weinerlich oder betrübt, dann kann es krank sein.

Ungewöhnliche Blässe
Sieht Ihr Kind ungewöhnlich blaß aus, kann es krank sein.

Gerötetes und heißes Gesicht
Dies kann ein Zeichen für Fieber sein.

Appetitmangel
Der Appetit eines Kindes kann von Mahlzeit zu Mahlzeit erheblich schwanken. Gleichwohl kann plötzliche Appetitlosigkeit ein Anzeichen für eine Krankheit sein. Ist Ihr Baby jünger als sechs Monate, und hat es zwei aufeinander folgende Mahlzeiten abgelehnt oder über acht Stunden nicht gegessen, sollten Sie sich **sofort an einen Arzt wenden.** Hat ein älteres Kind über 24 Stunden nicht gegessen, sollten Sie nach weiteren Anzeichen einer Krankheit forschen.

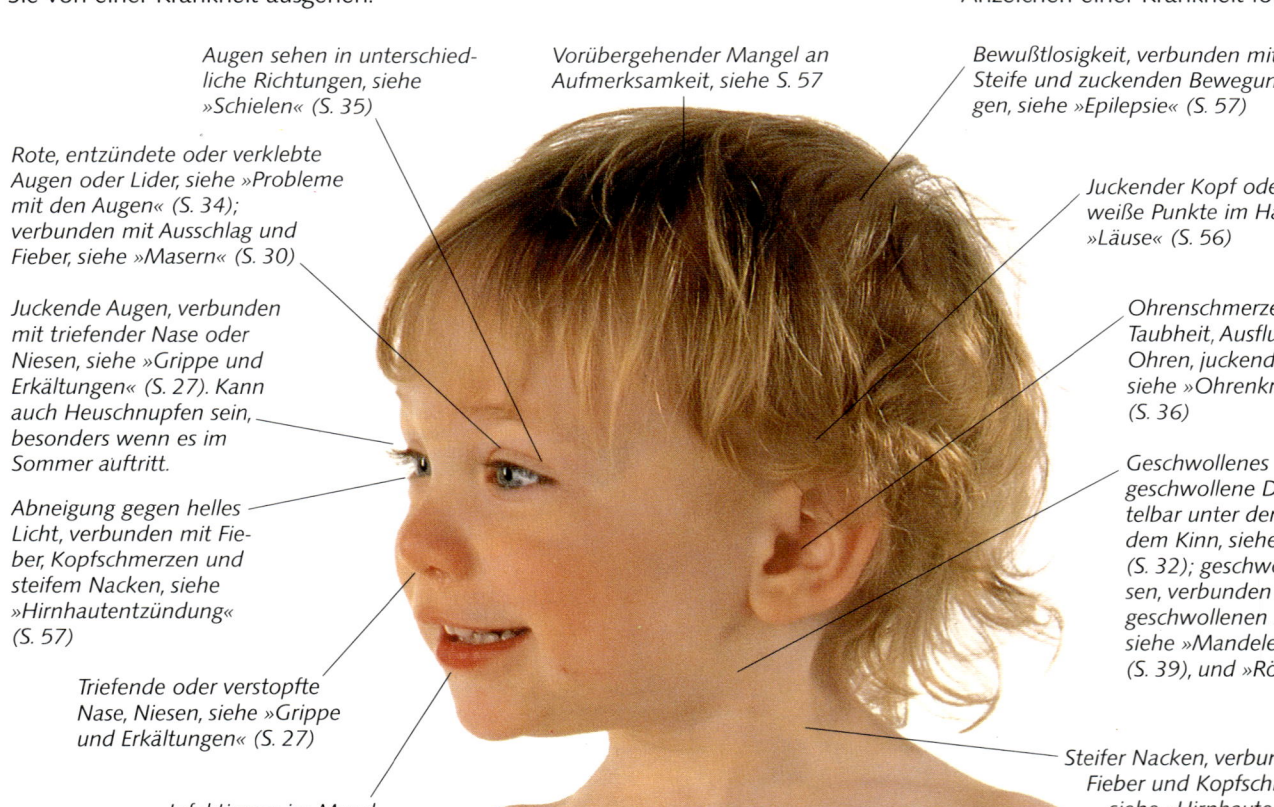

Augen sehen in unterschiedliche Richtungen, siehe »Schielen« (S. 35)

Rote, entzündete oder verklebte Augen oder Lider, siehe »Probleme mit den Augen« (S. 34); verbunden mit Ausschlag und Fieber, siehe »Masern« (S. 30)

Juckende Augen, verbunden mit triefender Nase oder Niesen, siehe »Grippe und Erkältungen« (S. 27). Kann auch Heuschnupfen sein, besonders wenn es im Sommer auftritt.

Abneigung gegen helles Licht, verbunden mit Fieber, Kopfschmerzen und steifem Nacken, siehe »Hirnhautentzündung« (S. 57)

Triefende oder verstopfte Nase, Niesen, siehe »Grippe und Erkältungen« (S. 27)

Infektionen im Mund, siehe S. 38

Vorübergehender Mangel an Aufmerksamkeit, siehe S. 57

Bewußtlosigkeit, verbunden mit Steife und zuckenden Bewegungen, siehe »Epilepsie« (S. 57)

Juckender Kopf oder kleine weiße Punkte im Haar, siehe »Läuse« (S. 56)

Ohrenschmerzen, teilweise Taubheit, Ausfluß aus den Ohren, juckende Ohren, siehe »Ohrenkrankheiten« (S. 36)

Geschwollenes Gesicht und geschwollene Drüsen unmittelbar unter den Ohren und dem Kinn, siehe »Mumps« (S. 32); geschwollene Drüsen, verbunden mit geschwollenen Mandeln, siehe »Mandelentzündung« (S. 39), und »Röteln« (S. 29)

Steifer Nacken, verbunden mit Fieber und Kopfschmerzen, siehe »Hirnhautentzündung« (S. 57)

DIAGNOSE IM ÜBERBLICK

Rote Beulen, eventuell mit eitrigem Zentrum, überall auf dem Körper, siehe »Flecken und Furunkel« (S. 50)

Rote, wunde Haut, siehe »Rissige Haut« (S. 53)

Halsschmerzen, siehe »Infektionen des Rachenraums« (S. 39); begleitet von Fieber und Mattheit, siehe »Grippe und Erkältungen« (S. 27); zusätzlich begleitet von Ausschlag, siehe »Röteln« (S. 29); begleitet von geschwollenem Gesicht, siehe »Mumps« (S. 32)

Flecken und Ausschläge, überall am Körper, wenn von Halsschmerzen oder Fieber begleitet, siehe »Infektionskrankheiten« (S. 29 ff); ohne weitere Symptome, siehe »Hauterkrankungen« (S. 50 ff) und »Insektenstiche« (S. 71)

Bauchschmerzen, siehe S. 44, begleitet von Übelkeit, Erbrechen oder Durchfall, siehe »Magen-Darm-Katarrh« (S. 46)

Ungewöhnlich aussehende Stühle, siehe S. 47

Durchfall, siehe S. 47

Verstopfung, siehe S. 45

Starkes Jucken am After, siehe »Fadenwürmer« (S. 56)

Schmerzen beim Urinieren, ungewöhnlich gefärbter Urin, häufiges Urinieren, siehe »Harnwegeinfektionen« (S. 48)

Starkes Erbrechen bei jungen Babys, siehe S. 11

Übelkeit und Erbrechen, siehe S. 25

Ekzeme oder Bläschen um den Mund herum, siehe »Bläschenflechte« (S. 54) und »Grindflechte« (S. 55)

Hellroter Ausschlag im Gesicht oder in Hautfalten, siehe »Hitzeausschlag« (S. 51)

Husten, siehe „Husten und Erkrankungen der Atemwege" (S. 41) und »Keuchhusten« (S. 33); verbunden mit Ausschlag, siehe »Masern« (S. 30)

Atemschwierigkeiten, pfeifender Atem, schneller Atem, siehe »Husten und Erkrankungen der Atemwege« (S. 40)

Stark juckende, trockene, rote und schuppige Stellen überall am Körper, siehe »Ekzeme« (S. 52)

Rote, sehr empfindliche Hautpartien, siehe »Sonnenbrand« (S. 53) oder »Verbrennungen« (S. 69)

Trockene, schmerzlose Hautknubbel überall am Körper, siehe »Warzen« (S. 54)

Wundsein, Jucken, Rötung um die Vagina, vaginaler Ausfluß, siehe »Genitalerkrankungen bei Mädchen« (S. 49)

Sehr starkes Jucken an der Vagina, siehe »Fadenwürmer« (S. 56)

Entzündung der Penisspitze, siehe »Genitalprobleme bei Jungen« (S. 49)

Weiße oder braune Knubbel an der Fußsohle, siehe »Warzen« (S. 54)

Schmerzlose Vorwölbung in der Leiste oder am Hodensack, siehe »Genitalprobleme bei Jungen« (S. 49)

Erste Anzeichen einer Krankheit

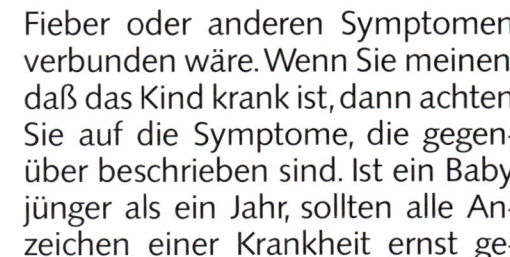

Selbst wenn Ihr Kind keine auffälligen Symptome zeigt, werden Sie merken, daß es eine Krankheit »ausbrütet«. Es sieht vielleicht etwas blasser aus oder ist anhänglicher als gewöhnlich. Es hat keinen Hunger, ist vielleicht besonders weinerlich oder schnell gereizt. Viele Eltern führen Krankheitssymptome auf das Zahnen zurück. Das ist meist falsch. Zahnen ist keine Krankheit, die mit Fieber oder anderen Symptomen verbunden wäre. Wenn Sie meinen, daß das Kind krank ist, dann achten Sie auf die Symptome, die gegenüber beschrieben sind. Ist ein Baby jünger als ein Jahr, sollten alle Anzeichen einer Krankheit ernst genommen werden. Ist das Kind älter, sollten Sie zunächst die Symptomentwicklung über einige Stunden oder Tage beobachten.

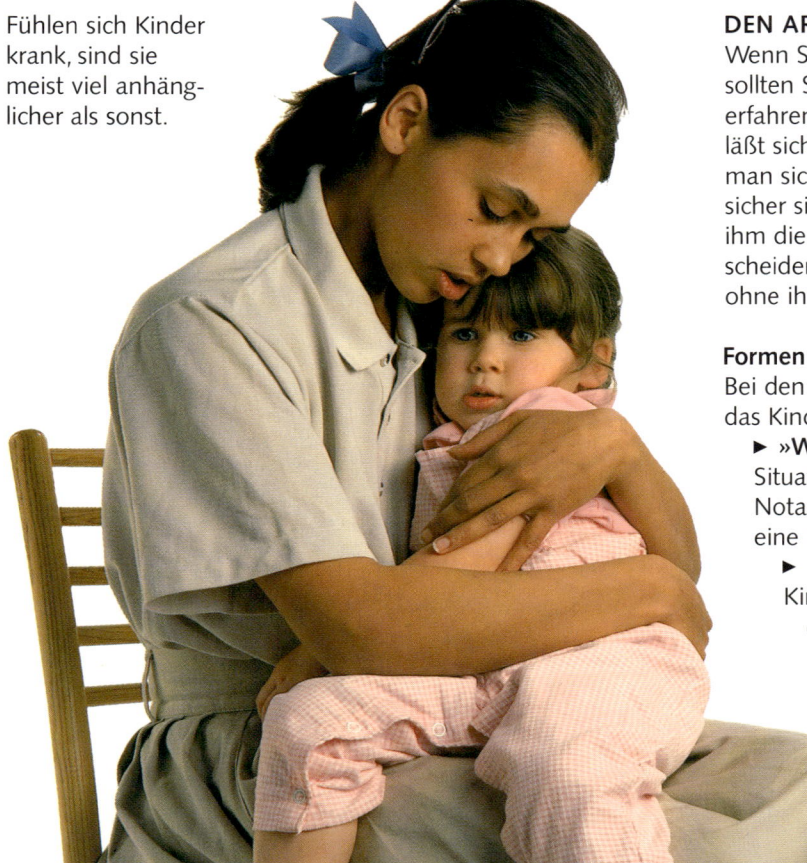

Fühlen sich Kinder krank, sind sie meist viel anhänglicher als sonst.

DEN ARZT RUFEN

Wenn Sie glauben, Sie wissen, welche Krankheit Ihr Kind hat, sollten Sie die entsprechenden Ausführungen lesen. Dort erfahren Sie auch, ob es nötig ist, einen Arzt zu rufen. Generell läßt sich sagen, daß je jünger ein Kind ist, desto schneller sollte man sich an den Arzt wenden. Wenn Sie in dieser Frage unsicher sind, rufen Sie bei Ihrem Arzt an, und beschreiben Sie ihm die Symptome, die das Kind zeigt. Der Arzt wird dann entscheiden, ob Sie in die Praxis kommen oder wie Sie zunächst ohne ihn auskommen können.

Formen der Dringlichkeit

Bei den Krankheiten ist jeweils beschrieben, wie dringend Sie das Kind zum Arzt bringen sollten:

▶ »**Wenden Sie sich sofort an einen Notarzt**« bedeutet, die Situation ist lebensbedrohlich, Sie müssen sofort den Notarzt holen oder das Kind mit einem Krankenwagen in eine Notfallklinik bringen lassen.

▶ »**Wenden Sie sich sofort an Ihren Arzt**« bedeutet, Ihr Kind braucht umgehend ärztliche Hilfe, rufen Sie sofort den Arzt an, auch mitten in der Nacht, zur Not wenden Sie sich an den Krankenwagen oder den Notarzt.

▶ »**Wenden Sie sich baldmöglichst an den Arzt**« bedeutet: Bringen Sie das Kind in den nächsten 24 Stunden zum Arzt.

▶ »**Wenden Sie sich an Ihren Arzt**« bedeutet, Sie sollten das Kind in den nächsten Tagen dem Arzt vorführen.

SYMPTOME

Die häufigsten frühen Symptome von Krankheiten bei Kindern sind:
▶ erhöhte Temperatur, über 38 °C;
▶ Weinen und hohe Reizbarkeit;
▶ Erbrechen oder Durchfall;
▶ Weigerung zu essen oder zu trinken;
▶ geröteter Hals;
▶ Ausschlag;
▶ geschwollene Drüsen am Hals.

NOTSIGNALE

Rufen Sie sofort einen Notarzt, wenn das Kind:
▶ sehr laut atmet, sehr schnell atmet, Atemschwierigkeiten hat;
▶ Krampfanfälle hat;
▶ nach einem Sturz bewußtlos ist;
▶ heftige, andauernde Schmerzen hat;
▶ bei Fieber ungewöhnlich gereizt oder apathisch ist;
▶ einen tiefroten Ausschlag oder punktförmige Blutflecken (Petechien) hat.

Symptome feststellen

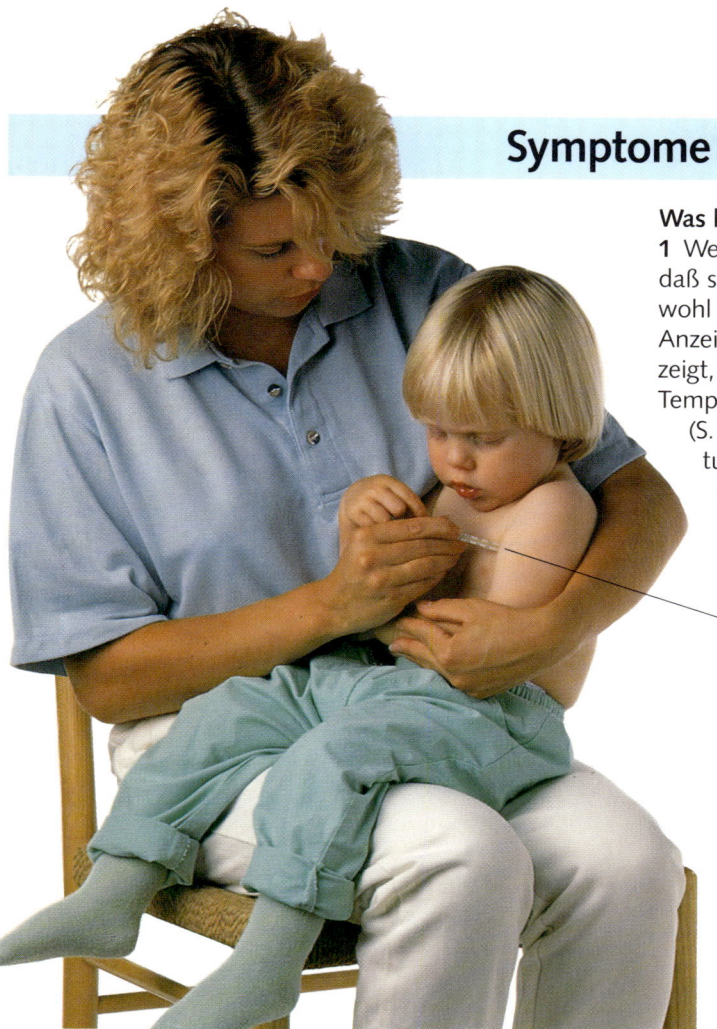

Messen Sie die Temperatur unter dem Arm, in der Achselhöhle.

Was können Sie tun?

1 Wenn Sie glauben, daß sich das Kind nicht wohl fühlt oder wenn es Anzeichen von Fieber zeigt, sollten Sie seine Temperatur messen (S. 19). Eine Temperatur über 38 °C kann Zeichen einer Krankheit sein.

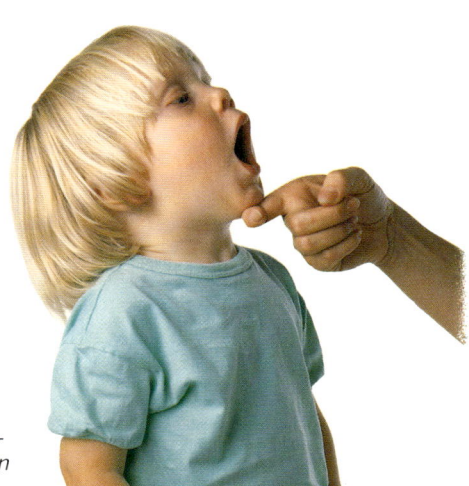

2 Schauen Sie in den Hals des Kindes. Versuchen Sie aber nicht bei einem Baby, das jünger als ein Jahr ist, den Hals zu untersuchen. Bitten Sie das Kind, auf eine helle Lichtquelle zu sehen, seinen Mund zu öffnen und »Aah« zu sagen. Sie können dabei mit einem Löffelstiel die Zunge herunterdrücken. Ist der Hals rot oder sehen Sie gelbliche Flecken auf den Mandeln, liegt eine Infektion vor (siehe S. 39).

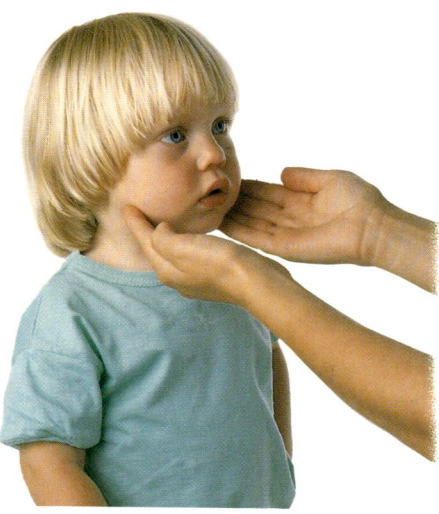

3 Tasten Sie mit Ihren Fingern beide Seiten des Halses ab, und fühlen Sie, ob es geschwollenen Drüsen hat, sie fühlen sich dann erbsengroß an. Geschwollene Drüsen deuten generell darauf hin, daß das Kind krank ist.

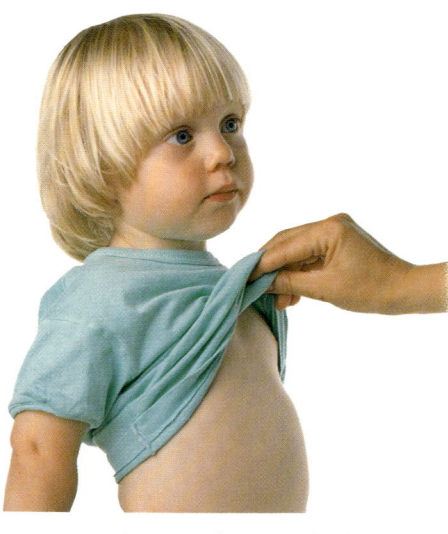

4 Untersuchen Sie den Brustkorb und die Regionen hinter den Ohren darauf, ob Sie einen Ausschlag entdecken. Stellen Sie beim Kind Fieber und einen Ausschlag fest, dann hat es wahrscheinlich eine der üblichen Kinderinfektionen.

Frage & Antwort

Hat das Kind Schmerzen?
Hat ein Baby Schmerzen, dann klingt sein Schreien anders als gewöhnlich. Schreit ein Baby vor Schmerzen, kann man die Ursachen der Schmerzen nur selten ohne weiteres entdecken und schon gar nicht, wie stark sie sind. Starke Schmerzen werden das Verhalten des Babys verändern. Achten Sie darauf! Beginnt es zu schreien, wacht es auf, hört es auf zu essen oder zu spielen? Ist sein Gesicht verzerrt, hat sich seine Farbe geändert? Konnten Sie feststellen, ob das Kind Schmerzen hat, auch wenn es Ihnen dies nicht gesagt hat? Wenn nicht, dann sind die Schmerzen sicherlich nicht sehr stark. Geben Sie dem Kind keine Schmerzmittel, ohne vorher mit einem Arzt darüber gesprochen zu haben.

Der Besuch beim Arzt

Der Arzt wird Sie zunächst nach allen Symptomen fragen, die Sie bei Ihrem Kind festgestellt haben. Manchmal hilft es, wenn Sie sich zur Vorbereitung alles Wichtige auf einen Zettel geschrieben haben. Anschließend wird er das Kind untersuchen. Wenn Ihr Kind schon alt genug ist, werden die meisten Ärzte ihm dabei erklären, was sie machen. In der Regel wird der Arzt die folgenden Untersuchungen durchführen:

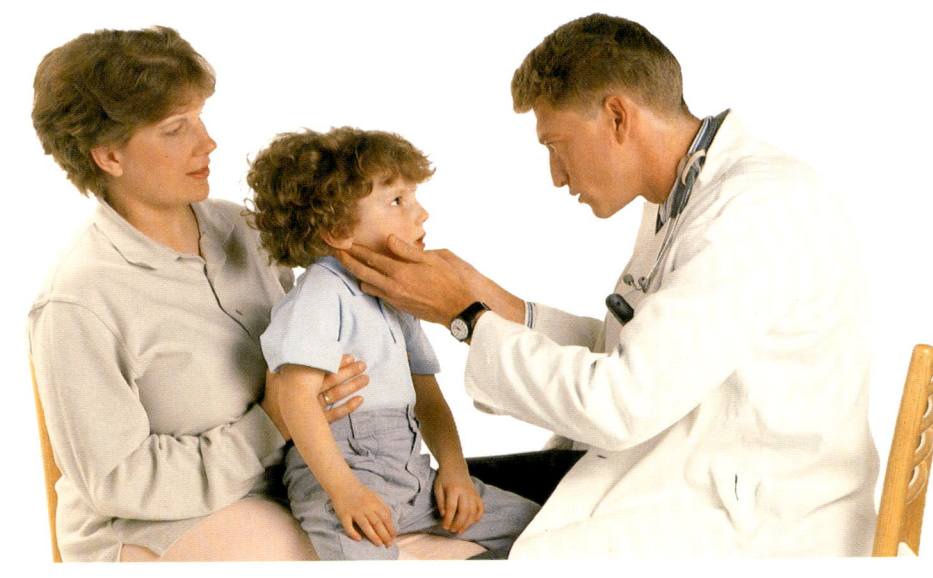

1 Der Arzt wird die Drüsen am Hals, in den Achselhöhlen und in der Leiste daraufhin überprüfen, ob sie geschwollen sind. Dies wäre ein Anzeichen für eine Infektion.

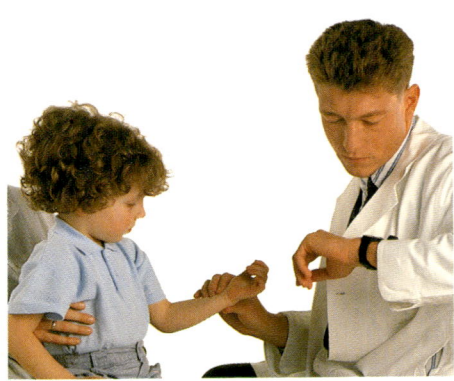

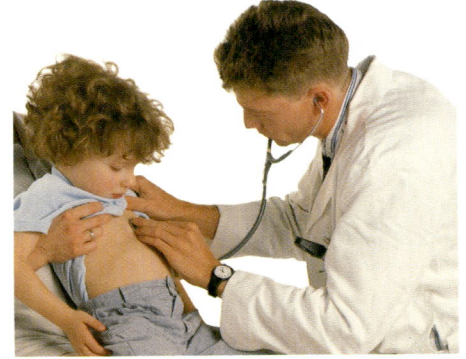

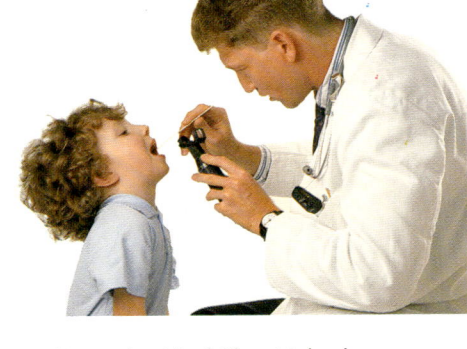

2 Er wird den Puls des Kindes fühlen, um festzustellen, ob das Herz schneller als normal schlägt. Dies ist ein Anzeichen für erhöhte Temperatur. Eventuell wird der Arzt auch die Temperatur messen.

3 Mit einem Stethoskop wird er den Rücken und die Brust des Kindes abhören. Wenn das Kind dabei tief ein- und ausatmet, kann der Arzt Rückschlüsse auf Lunge und Herz ziehen.

4 Wenn das Kind über Halsschmerzen klagt, wird er seinen Hals mit einer kleinen Lampe untersuchen, dabei drückt er die Zunge mit einem Spatel herunter.

> **FRAGEN, DIE SIE DEM ARZT STELLEN SOLLTEN**
> Stellen Sie dem Arzt alle Fragen, die Ihnen auf der Seele brennen, z. B.:
> ▶ Wie lange wird das Kind wahrscheinlich krank sein, und welche Symptome sind noch zu erwarten?
> ▶ Ist die Krankheit ansteckend, und soll das Kind isoliert werden, nicht mehr den Kindergarten oder die Schule besuchen?
> ▶ Welche Möglichkeiten empfiehlt er, um dem Kind die Krankheitsphase zu erleichtern?

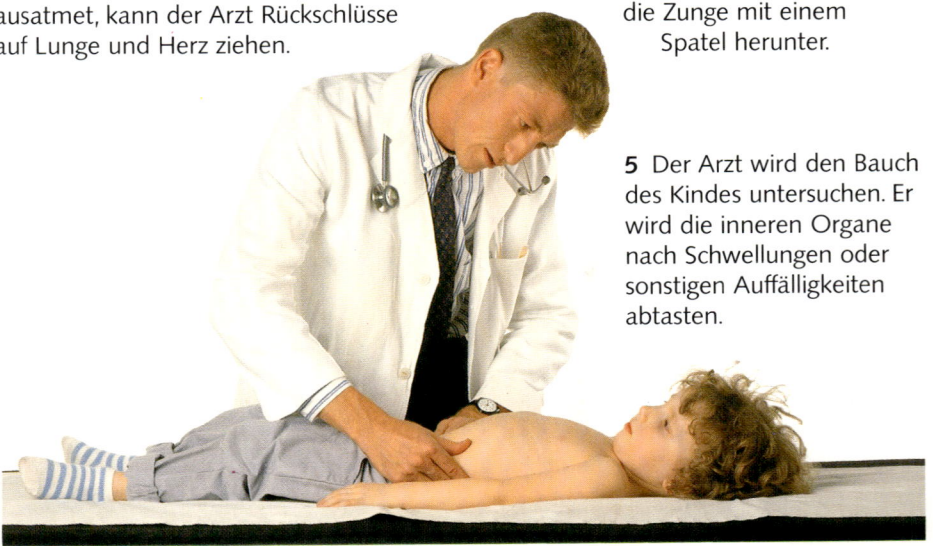

5 Der Arzt wird den Bauch des Kindes untersuchen. Er wird die inneren Organe nach Schwellungen oder sonstigen Auffälligkeiten abtasten.

Ins Krankenhaus gehen

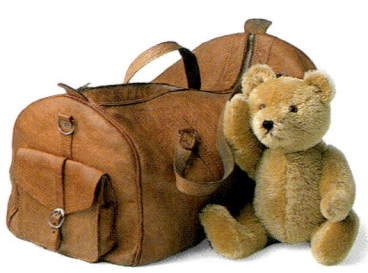

Ein Krankenhausaufenthalt ist sowohl für das Kind als auch für die Eltern mit sehr viel Streß verbunden. Natürlich wird es dem Kind helfen, wenn Sie ihm erklären, was alles geschieht. Ist es allerdings noch unter zwei Jahre alt, so wird es nicht viel davon verstehen können – alles, was ein so junges Kind benötigt, ist Ihre ständige Anwesenheit. Ist das Kind älter, dann ist es wichtig, ihm die liebsten Spielzeuge und Schmusetiere mitzugeben. Besuchen Sie das Kind so häufig wie möglich. Versuchen Sie, ihm alles zu erklären, aber so ehrlich und simpel wie möglich. Es hat keinen Sinn, dem Kind zu sagen, daß eine Behandlung nicht schmerzt, wenn sie es anschließend doch tut. Das führt nur dazu, daß das Kind letztlich Ihnen mißtraut.

DAS KIND BESUCHEN

In vielen Kinderkliniken gibt es heute Betten, in denen die Eltern bei oder in der Nähe ihrer kranken Kinder übernachten können. Fragen Sie danach – wenn möglich, schon vor der Einweisung in eine Klinik. Ein Kind erlebt das Krankenhaus wesentlich ruhiger, wenn Sie sich wie zu Hause um es kümmern. Fragen Sie deshalb das Klinikpersonal, ob Sie das Kind wie zu Hause selbst baden und füttern können.

Wenn Sie nicht im Krankenhaus beim Kind bleiben können, sollten Sie es so häufig wie möglich besuchen. Nehmen Sie die Geschwister und seine Freunde mit. Selbst wenn das Kind beim Abschied weint, sollten Sie nicht glauben, es ginge ihm ohne Ihre Besuche besser. Dies würde es nur noch stärker verängstigen und unglücklich machen. Versuchen Sie, wenigstens an den ersten beiden Tagen ganz bei dem Kind zu bleiben. Und versuchen Sie auch, bei ihm zu sein, wenn es irgendwelche unangenehmen Untersuchungen oder Behandlungen gibt.

WAS SOLLTEN SIE MITNEHMEN?

Ihr Kind benötigt in der Regel die hier aufgeführten Dinge für den Aufenthalt im Krankenhaus. Vergessen Sie nicht, die Ausstattung zum Wechseln der Windeln, falls nötig.

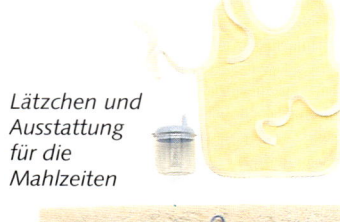

Lätzchen und Ausstattung für die Mahlzeiten

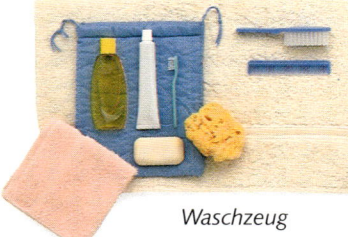

Waschzeug

Denken Sie an Seife, Lappen, Schwamm, Zahnbürste und -paste, Kamm und Handtuch.

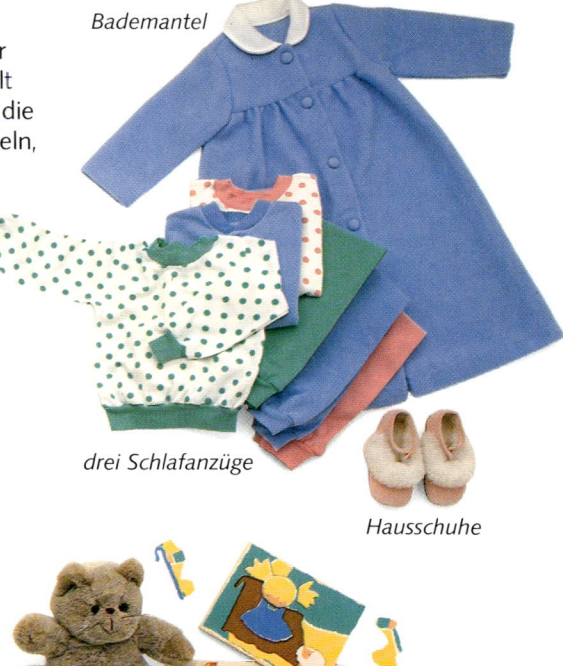

Bademantel

drei Schlafanzüge

Hausschuhe

Spielzeug

EINE OPERATION

Wenn ein Kind schon alt genug ist, kann man ihm am Tag der Operation die Vorgänge bei einer Operation erklären. Fragen Sie den Arzt, was für eine Form der Betäubung das Kind bekommen wird (lokal, als Spritze, mit einer Maske). Versuchen Sie auch zu erreichen, daß Sie bei dem Kind so lange bleiben können, bis es vollständig betäubt ist. Versuchen Sie, auch wieder bei dem Kind zu sein, wenn es aus der Narkose aufwacht, dies trägt stark zu seiner Beruhigung bei.

1 Sagen Sie dem Kind, daß es am Tag seiner Operation nichts zu essen und zu trinken bekommen wird.

2 Erzählen Sie ihm, daß es für die Operation eine besondere Bekleidung vom Krankenhaus bekommen wird. In manchen Kliniken bekommt es auch ein Armband mit seinem Namen.

3 Noch auf seiner Station bekommt das Kind eventuell eine Spritze, die es beruhigt und etwas schläfrig macht.

4 Das Kind wird in seinem Bett in die Operationsstation gefahren werden, wo es eine Narkose bekommt.

5 Das Kind wird sich eventuell erbrechen, wenn es nach der Operation aus der Narkose erwacht.

6 Wurde das Kind genäht, so sollte es nicht versuchen, an der Wunde zu kratzen, wenn sie zu jucken beginnt. Beim Ziehen der Fäden wird das Kind kaum Schmerzen verspüren.

Das Kind mit Fieber

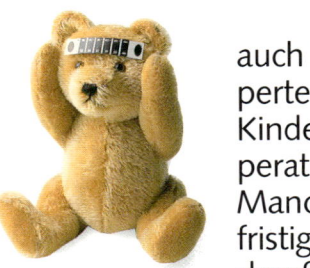

Bei Kindern liegt die normale Körpertemperatur zwischen 36° und 37,5 °C. Dies hängt von der Tageszeit ab, gewöhnlich ist die Temperatur in der Mitte der Nacht am niedrigsten und nachmittags am höchsten. Steigt die Temperatur auf über 38 °C, so weist dies auf eine Krankheit hin. Eine nur leicht erhöhte Temperatur ist kein sicheres Zeichen für eine Krankheit. Babys und Kleinkinder können auch bei normaler oder zu niedriger Körpertemperatur krank sein, und manche Kinder können eine leicht erhöhte Temperatur haben, ohne krank zu sein. Manchmal steigt die Temperatur kurzfristig an, z. B. wenn das Kind bei Hitze draußen herumtobt. Lassen Sie es eine halbe Stunde ruhen, ist die Temperatur dann immer noch über 38 °C, so sollten Sie nach weiteren Anzeichen für eine Krankheit schauen.

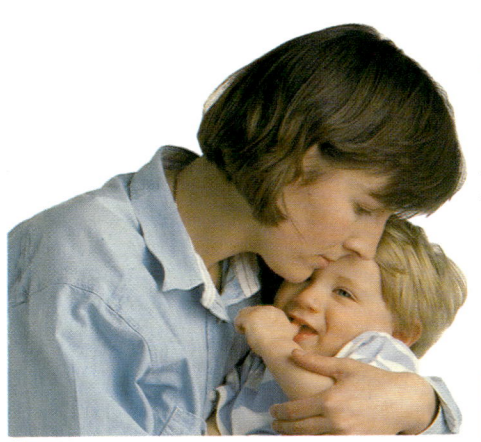

Fühlen Sie die Stirn des Kindes mit Ihrer Wange – nehmen Sie nicht Ihre Hand, der Temperaturvergleich kann wesentlich ungenauer sein. Eine heiße Stirn kann das erste Anzeichen für Fieber sein.

EIN THERMOMETER ABLESEN

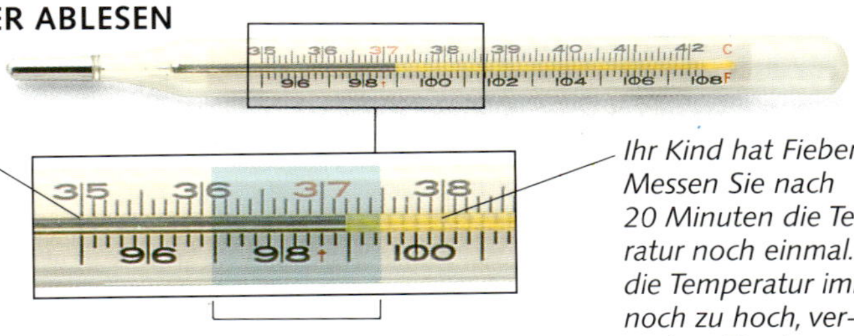

Wenden Sie sich sofort an Ihren Arzt, das Kind hat eine gefährliche Unterkühlung.

Normalbereich

Ihr Kind hat Fieber. Messen Sie nach 20 Minuten die Temperatur noch einmal. Ist die Temperatur immer noch zu hoch, versuchen Sie sie zu senken (siehe S. 20).

■ ANZEICHEN FÜR FIEBER ■

Ihr Kind kann Fieber haben, wenn
▶ es sich generell unwohl fühlt;
▶ es blaß aussieht und friert;
▶ sein Gesicht gerötet ist und sich die Stirn heiß anfühlt.

■ RUFEN SIE DEN ARZT ■

Wenden Sie sich sofort an Ihren Arzt, wenn das Kind
▶ eine Temperatur über 39,5 °C hat, und Sie die Temperatur nicht senken können;
▶ länger als 24 Stunden Fieber hat.

Verschiedene Thermometer

Es gibt drei Haupttypen von Thermometern: Quecksilberthermometer, Digitalthermometer und Streifenthermometer, die mit Flüssigkeitskristallen arbeiten. Beim Quecksilberthermometer steigt das Quecksilber in einem schmalen Röhrchen entlang der Temperaturskala. Es sollte bei Kindern unter 18 Monaten rektal, d. h. im Po verwendet werden.

Einfach und sicher lassen sich die neuen Digitalthermometer einsetzen. Sie sind zwar in der Anschaffung teurer, aber gerade für Kleinkinder ideal.

Sehr schnell zeigen die Streifenthermometer die Temperatur an. Sie werden einfach über die Stirn gelegt. Allerdings zeigen sie die Temperatur nicht so präzise an wie die anderen Typen.

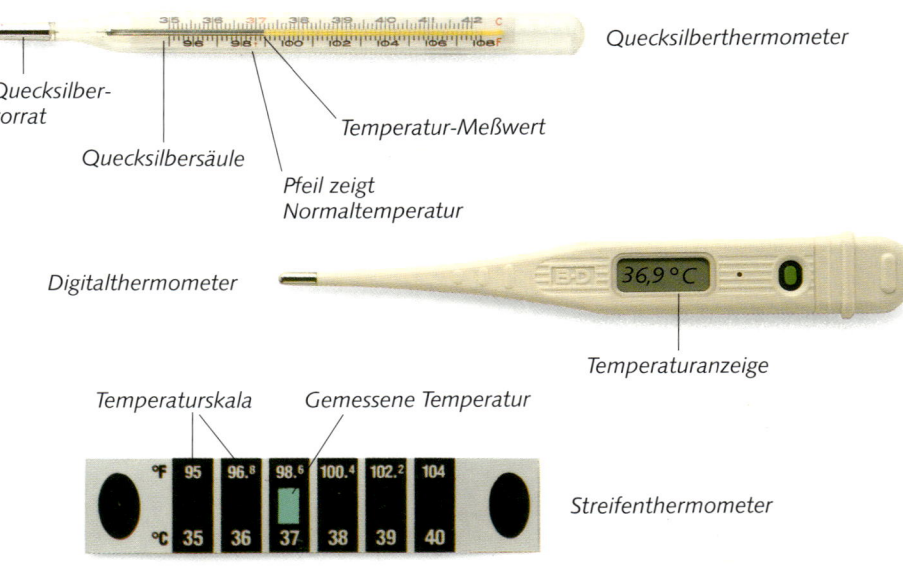

Quecksilbervorrat, *Quecksilbersäule*, *Temperatur-Meßwert*, *Pfeil zeigt Normaltemperatur*, *Quecksilberthermometer*

Digitalthermometer, *Temperaturanzeige*

Temperaturskala, *Gemessene Temperatur*, *Streifenthermometer*

Fieber messen

Wenn Ihr Kind krank ist, sollten Sie mindestens zweimal pro Tag – am Morgen und am Abend – seine Temperatur messen. Bei einem Baby messen Sie im Po, d. h. rektal. Am einfachsten ist es, das Thermometer unter dem Arm in der Achselhöhle zu halten. Die dabei gemessene Temperatur liegt etwa 0,5 °C unter der tatsächlichen Temperatur. Messen Sie niemals bei einem jungen Kind die Temperatur im Mund mit einem Quecksilberthermometer. Das Thermometer kann dabei zerbrechen und das Kind verletzen und vergiften. Mit einem Digitalthermometer können Sie im Mund, unter der Zunge messen, denn es ist unzerbrechlich. Am einfachsten ist ein Streifenthermometer. Allerdings ist die Temperaturanzeige sehr grob.

QUECKSILBERTHERMOMETER

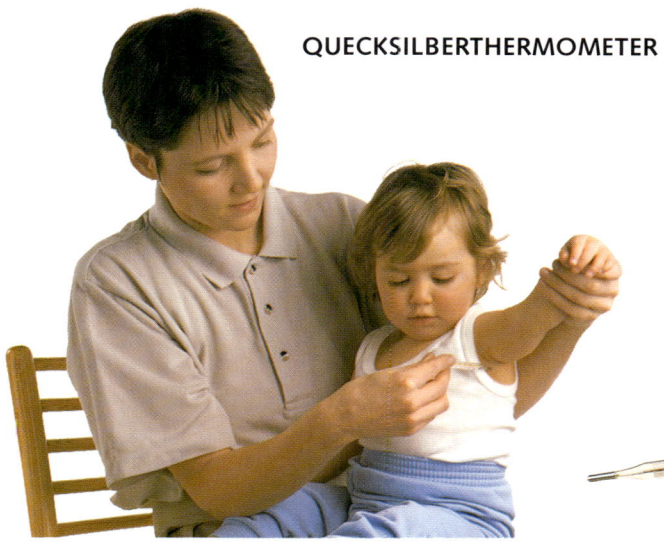

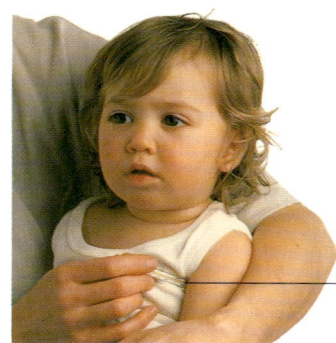

1 Halten Sie das Thermometer am oberen Ende, und schütteln Sie es kräftig, bis das Quecksilber unter die 35-°C-Marke fällt. Setzen Sie das Kind mit dem Rücken zu sich auf Ihren Schoß. Stecken Sie die Thermometerspitze in die Achselhöhle.

Halten Sie das Thermometer gut fest.

2 Lassen Sie den Arm des Kindes darübersinken, und halten Sie ihn über seiner Brust. Lassen Sie das Thermometer etwa drei Minuten unter dem Arm.

Die Zahl an der Spitze der Quecksilbersäule gibt die Temperatur des Kindes an.

3 Nehmen Sie das Thermometer heraus, und drehen Sie es, bis Sie die Quecksilbersäule sehen und ablesen können. Hat das Kind über 37 °C, so hat es Fieber. Waschen Sie das Thermometer anschließend mit kaltem (!) Wasser.

DIGITALTHERMOMETER

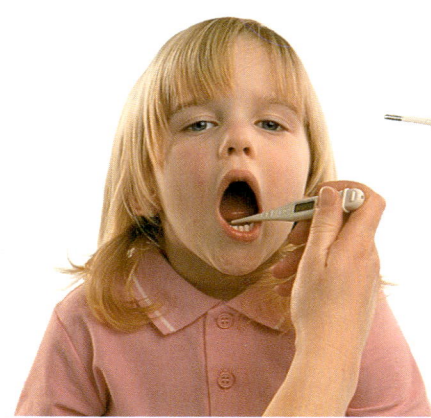

1 Schalten Sie das Thermometer an. Stecken Sie das Thermometer unter die Zunge des Kindes und bitten Sie es, den Mund zu schließen. Warten Sie etwa drei Minuten.

Die Zahl in dem kleinen Fenster gibt die Temperatur des Kindes an.

2 Nehmen Sie das Thermometer heraus, und lesen Sie die Temperatur ab. Haben Sie über 37,5 °C gemessen, so hat das Kind Fieber. Waschen Sie das Thermometer unter kaltem Wasser.

STREIFENTHERMOMETER

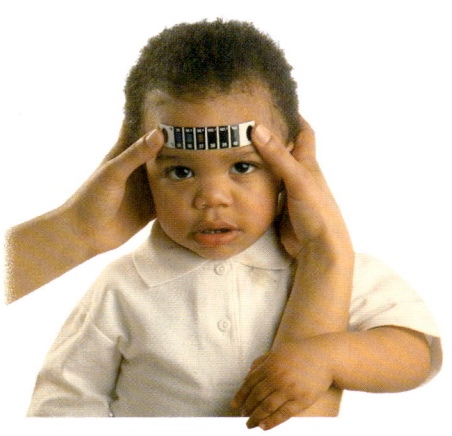

Halten Sie den Streifen auf der Stirn des Kindes etwa 15 Sekunden fest. Der höchste Temperaturwert, der aufleuchtet, zeigt die gemessene Temperatur an. Alles über 37,5 °C bedeutet Fieber.

Fieber senken

1 Fieber kann man am wirksamsten senken, wenn man dem Kind Medikamente gibt. Für Kinder ist Paracetamol wohl das beste. (Aspirin belastet den Magen.) Geben Sie es aber nicht einem Baby unter drei Monaten. Ist das Kind im Bett, sollten Sie es nicht zu warm zudecken und den Raum nicht überheizen.

2 Ihr Kind wird stark schwitzen, wenn die Temperatur fällt. Geben Sie ihm deshalb viel zu trinken, um die Flüssigkeit zu ersetzen. Ist die Temperatur gefallen, sollten Sie das Bettzeug und den Schlafanzug des Kindes wechseln.

LAUWARME WASCHUNGEN
Steigt die Temperatur auf über 39,5 °C, können Sie durch lauwarme Waschungen versuchen, die Temperatur zu senken. Nehmen Sie nie kaltes Wasser, dieses schließt die Blutgefäße und hindert die Wärmeabgabe.

1 Legen Sie die Bettdecke beiseite, und ziehen Sie dem Kind das Oberteil des Schlafanzugs aus. Legen Sie einige Handtücher unter das Kind, damit das Bett nicht naß wird. Tauchen Sie einen Lappen oder einen Schwamm in lauwarmes Wasser und wringen ihn aus.

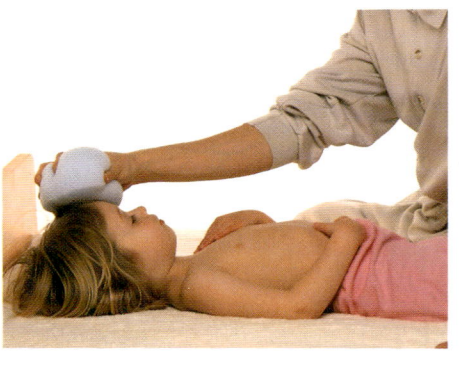

2 Wischen Sie Gesicht, Nacken und Arme. Ziehen Sie ihm dann die Hosen aus, und wischen Sie die Beine. Lassen Sie die Haut an der Luft trocknen. Wiederholen Sie dies mehrmals. Ist die Temperatur nicht gesunken, **sollten Sie sich sofort an Ihren Arzt wenden.**

FIEBERKRÄMPFE
Bei einigen Kleinkindern kann ein starker Temperaturanstieg zu Fieberkrämpfen führen, wobei sie für einige Momente das Bewußtsein verlieren und steif werden, um anschließend unkontrolliert zu zucken.

Was können Sie tun?
Legen Sie das Kind auf den Boden, und bleiben Sie bei ihm. Versuchen Sie nicht, es festzuhalten. Rufen Sie den Arzt, sobald der Anfall vorüber ist.

Fieberkrämpfe vermeiden
Wenn es in Ihrer Familie eine Neigung zu Fieberkrämpfen gibt, sollten Sie darauf bedacht sein, die Temperatur des Kindes so niedrig wie möglich zu halten. Wenden Sie die beschriebenen Methoden zur Fiebersenkung an. Versuchen Sie, die Temperatur unter 39 °C zu halten. Eventuell wird Ihnen der Arzt raten, schon bei den ersten Fieberanzeichen dem Kind Paracetamol zu geben, damit das Fieber gar nicht erst ausbricht.

FIEBERPHANTASIEN
Manche Kinder bekommen bei sehr hoher Temperatur Fieberphantasien. Das Kind wirkt dann sehr aufgeregt, es kann Halluzinationen und Angstphantasien zeigen. Ein solcher Zustand ist für die Eltern sehr besorgniserregend, doch bedeutet er für das Kind keine Gefahr. Bleiben Sie beim Kind, und versuchen Sie es zu beruhigen. Wenn die Temperatur fällt, schläft das Kind meist ein. Wacht es dann wieder auf, ist alles vergessen.

Alles über Medikamente

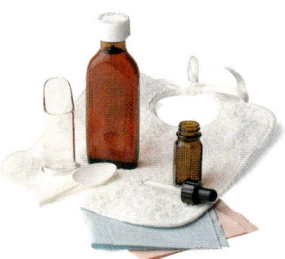

Viele Krankheiten können ohne Medikamente gut überstanden werden. Häufig wird auch der Arzt keine Medikamente verschreiben oder auf alte Hausmittel verweisen. Ist aber die Einnahme eines Medikaments notwendig, wird der Arzt Ihnen sagen, in welcher Dosis, wie häufig und wie lange Sie es dem Kind geben müssen. Erhalten Sie die Medizin als Sirup, sollten Sie die Flasche vor Gebrauch gut schütteln und die Menge sorgfältig abmessen. Mischen Sie die Medizin nicht unter das Essen oder in ein Getränk; denn Sie wissen nicht, ob das Kind alles aufessen wird. Es kann recht schwierig sein, einem Baby Medizin zu verabreichen, weil es oft zappelt. Dann müssen Sie einen anderen Erwachsenen um Hilfe bitten. Sie können ein jüngeres Baby aber auch fest in eine Decke einwickeln. Hat der Arzt ein Antibiotikum verschrieben, so muß das Kind die Medizin zu Ende nehmen, selbst wenn schon nach einigen Tagen die Krankheit abgeklungen scheint. Andernfalls könnte die Infektion wieder auftreten. Antibiotika helfen nicht gegen alle Krankheiten. Infektionen werden entweder von Viren oder von Bakterien verursacht. Und Antibiotika nützen nur gegen Bakterien. Gegen virale Krankheiten wie Grippe, Masern, Mumps oder Windpocken hilft deshalb keine Medizin, sie müssen einfach überstanden werden.

Babys Medizin geben

Wenn Sie einem Baby Medizin geben wollen, legen Sie ihm vorher ein Lätzchen um, und halten Sie einige Papiertücher bereit. Ist das Baby unter sechs Monaten, müssen Sie alles, was Sie benutzen wollen, vorher sterilisieren. Kann das Baby noch nicht aufrecht sitzen, halten Sie es so, als ob Sie es füttern wollten. Kann das Baby schon sitzen, nehmen Sie es auf Ihren Schoß, und legen Sie einen seiner Arme um Ihren Rücken. Halten Sie den anderen Arm mit Ihrer Hand fest. So können Sie verhindern, daß das Kind beim Einnehmen zappelt und die Medizin verschüttet.

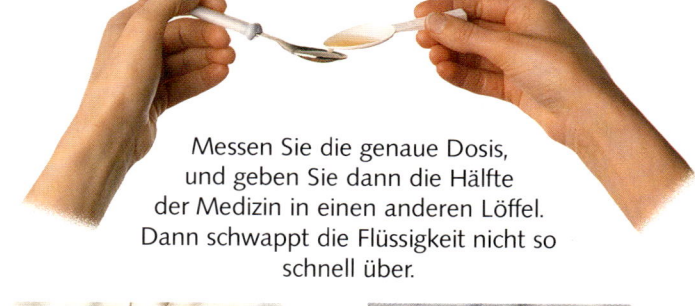

Messen Sie die genaue Dosis, und geben Sie dann die Hälfte der Medizin in einen anderen Löffel. Dann schwappt die Flüssigkeit nicht so schnell über.

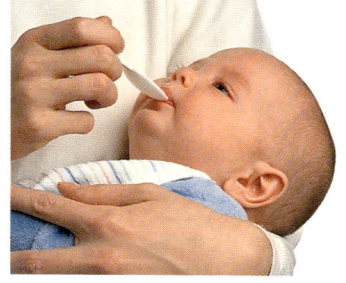

MIT DEM LÖFFEL
Messen Sie die Menge ab, und geben Sie die Hälfte der Medizin in einen zweiten Löffel. Legen Sie beide Löffel in Griffweite. Nehmen Sie einen Löffel und schieben Sie ihn dem Baby so auf die Unterlippe, daß es die Medizin heruntersaugen kann. Wiederholen Sie dies mit dem anderen Löffel.

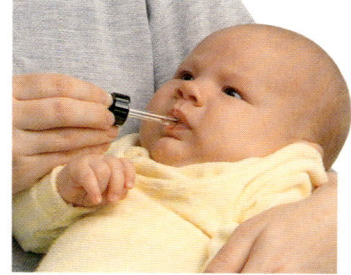

MIT DEM TROPFER
Messen Sie die halbe Dosis mit dem Tropfer oder einem Löffel ab. Schieben Sie den Tropfer in den Mund des Babys, und drücken Sie die Medizin heraus. Wiederholen Sie dies anschließend mit der restlichen Dosis. Verwenden Sie nur Tropfer aus Kunststoff.

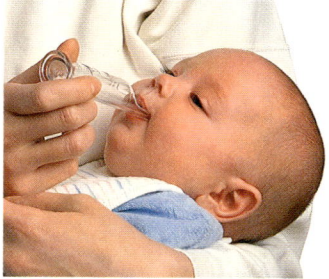

MIT DEM RÖHRCHEN
Messen Sie die genaue Dosis, und schütten Sie diese in das Röhrchen. Nehmen Sie das Baby auf Ihren Schoß und schieben Sie ihm das Mundstück des Röhrchens auf die Unterlippe. Geben Sie die Medizin langsam in den Mund des Babys.

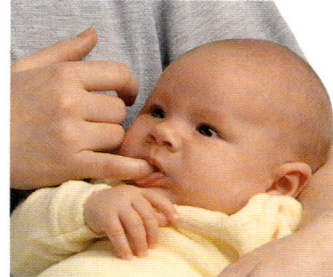

FINGERSPITZE
Wehrt sich das Baby gegen alle beschriebenen Hilfsmittel, bleibt als letzte Möglichkeit, daß Sie es die Medizin von Ihrem Finger saugen lassen. Füllen Sie die Dosis in einen kleinen Behälter. Tauchen Sie Ihren sauberen kleinen Finger ein, und lassen Sie Ihr Baby die Medizin vom Finger saugen.

Kindern Medizin geben

Die meisten Medikamente, die Kinder bekommen, schmecken sehr süß. Wenn Ihrem Kind einmal der Geschmack nicht paßt, dann hilft vielleicht einer der folgenden Ratschläge:
▶ »Bestechen« Sie das Kind mit einer Näscherei oder seinem Lieblingsgetränk, die es bekommt, nachdem es die Medizin geschluckt hat.
▶ Lassen Sie das Kind sich seine Nase zuhalten, das nimmt einen Teil des Geschmacks. Doch Sie selbst sollten dem Kind nicht die Nase zuhalten.
▶ Wenn das Kind alt genug ist, können Sie ihm erklären, warum es die Medizin nehmen muß. Wenn es weiß, daß es sich anschließend besser fühlen wird, gibt es seinen Widerstand eher auf.
▶ Zur Not können Sie den Arzt fragen, ob es die gleichen Wirkstoffe in einer anderen Medizin gibt, die wohlschmeckender ist.

Wenn dem Kind die Medizin nicht schmeckt, geben Sie sie ihm auf den hinteren Teil der Zunge, die Geschmacksnerven sind vorne.

SICHERHEIT

Sorgen Sie dafür, daß kein Kind selbst Medizin erreichen oder einnehmen kann.
▶ Am besten bewahren Sie alle Medizin immer in einem abgeschlossenen Schrank auf.
▶ Achten Sie auf kindersichere Verschlüsse.
▶ Bezeichnen Sie niemals in Anwesenheit eines Kindes, eine Medizin als Süßigkeit oder als süßes Getränk.

Medizin und Karies
Putzen Sie dem Kind, nachdem es Medizin genommen hat, die Zähne. Viele Säfte enthalten Zucker. Muß das Kind ein Mittel über längere Zeit einnehmen, fragen Sie den Arzt nach einer zuckerfreien Alternative.

WARNUNG

Geben Sie einem Kind kein Aspirin, sondern Paracetamol. Einige Kinder, denen bei einer Grippe Aspirin gegeben wurde, haben mit dem seltenen, aber lebensgefährlichen Reye-Syndrom reagiert, einer Leber-Hirn-Krankheit. Wenn ein Kind bei der Erholung von einer Krankheit plötzlich erbricht, Krämpfe und hohes Fieber entwickelt, **müssen Sie sich sofort an einen Notarzt wenden.**

Nasentropfen geben

KINDER

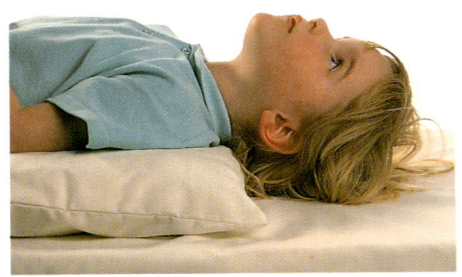

1 Legen Sie ein kleines Kissen auf ein Bett. Lassen Sie das Kind sich mit seinen Schultern so darauflegen, daß sein Kopf etwas zurückliegt. Rechnen Sie damit, daß das Kind zappelt, wenn Sie ihm die Tropfen geben, bitten Sie einen Erwachsenen, den Kopf des Kindes zu halten.

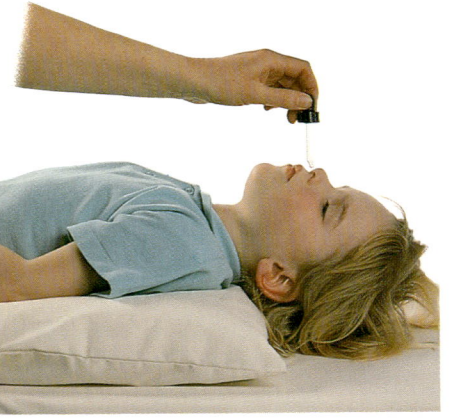

2 Halten Sie den Tropfer mit der Spitze über die Nasenlöcher des Kindes, und lassen Sie die vorgeschriebene Menge Medizin heraustropfen. Der Tropfer sollte nicht die Nase berühren. Sie müssen ihn gründlich waschen, bevor Sie ihn erneut verwenden.

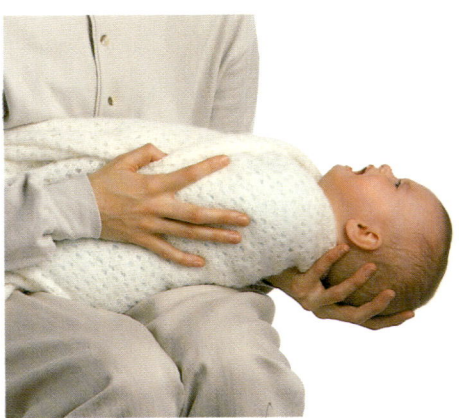

BABYS
Wickeln Sie das Baby in eine Decke, und legen Sie es so über Ihre Knie, daß sein Kopf auf einer Seite leicht herunterhängt. Stützen Sie den Kopf mit Ihrer Hand. Geben Sie dann die Nasentropfen, wie links beschrieben.

Ohrentropfen geben

KINDER

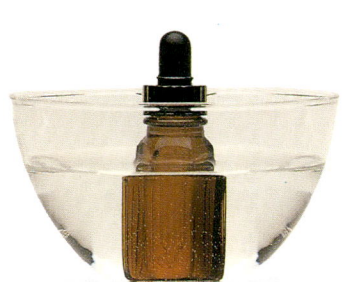

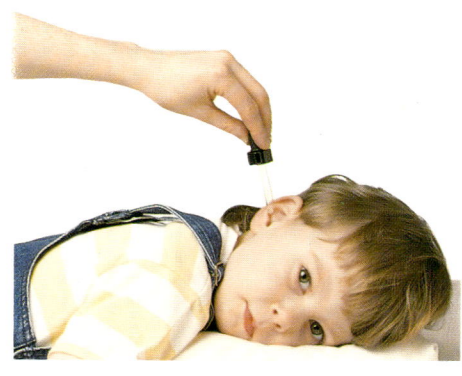

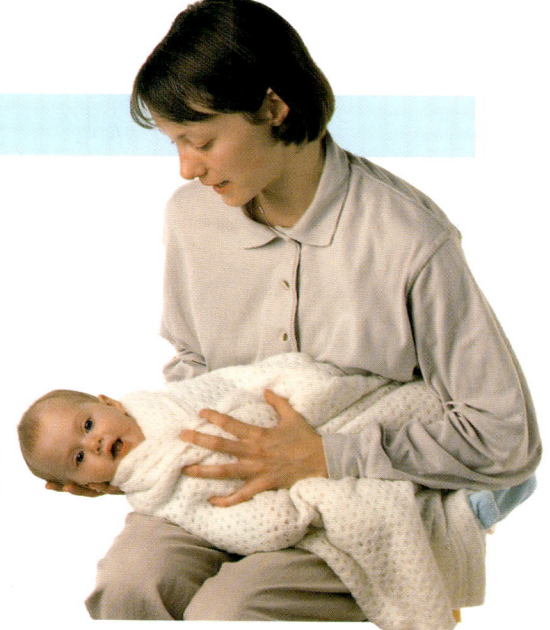

1 Die meisten Kinder finden es unangenehm, wenn ihnen kalte Tropfen ins Ohr geträufelt werden. Fragen Sie deshalb den Arzt, ob Sie die Tropfen erwärmen können. Es gibt Medizin, die verliert beim Erwärmen einen Teil ihrer Wirkung. Zum Aufwärmen stellen sie die Tropfen für einige Minuten in eine Schale mit warmem Wasser. Prüfen Sie die die Temperatur mit der Innenseite Ihres Handgelenks.

2 Bitten Sie das Kind, sich auf die Seite zu legen, mit dem schmerzenden Ohr nach oben. Halten Sie dann den Tropfer dicht über sein Ohr, und geben Sie die vorgeschriebene Menge der Medizin ins Ohr. Lassen Sie das Kind eine Minute ruhen. Stecken Sie dann vorsichtig etwas Watte ins Ohr, damit beim Aufstehen keine Reste herausfließen können.

BABYS

Wickeln Sie das Baby in eine Decke, und legen Sie es auf Ihren Schoß, mit dem entzündeten Ohr nach oben. Stützen Sie seinen Kopf mit einer Hand, und geben Sie mit der anderen Hand die Tropfen ins Ohr.

Augentropfen geben

KINDER

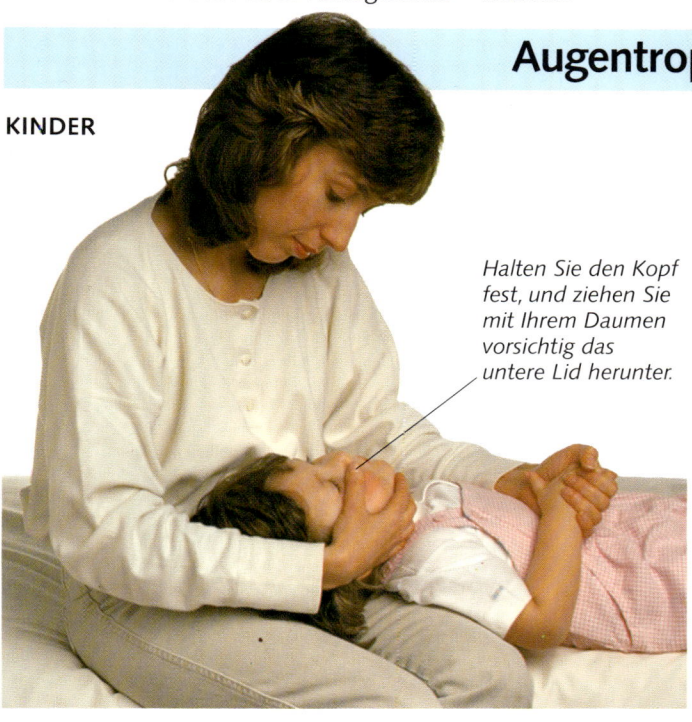

Halten Sie den Kopf fest, und ziehen Sie mit Ihrem Daumen vorsichtig das untere Lid herunter.

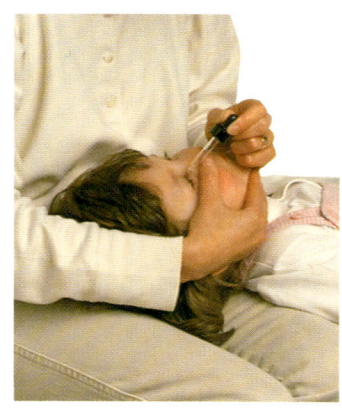

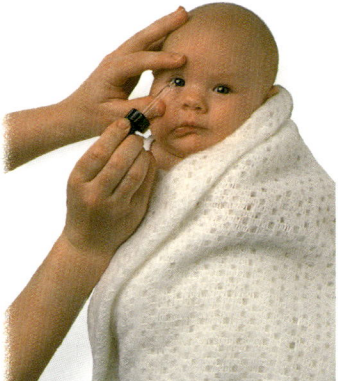

1 Waschen Sie das infizierte Auge mit feuchter Watte. Lassen Sie das Kind sich so hinlegen, daß sein Kopf auf Ihrem Schoß liegt. Legen Sie einen Arm um den Kopf des Kindes, so daß Sie seinen Kopf mit der offenen Hand halten können. Kippen Sie dann den Kopf leicht, so daß das betroffene Auge etwas tiefer als das andere Auge liegt. Ziehen Sie mit Ihrem Daumen vorsichtig das untere Lid herunter.

2 Halten Sie den Tropfer über den Raum zwischen Auge und heruntergezogenem Lid. Der Winkel sollte so sein, daß das Kind nicht den Tropfer sehen kann. Geben Sie die vorgeschriebene Menge von Tropfen ins Auge. Achten Sie darauf, daß Sie weder das Auge noch das Lid dabei berühren.

BABYS

Wählen Sie eine Zeit, in der das Baby entspannt ist. Wickeln Sie es in eine Decke, und legen Sie es über Ihre Knie oder auf eine feste Fläche. Geben Sie ihm die Tropfen so, wie für ein Kind beschrieben.

AUGENSALBE

Hat das Kind Augensalbe verschrieben bekommen, müssen Sie eine kleine Menge davon in die äußere Ecke des Auges geben.

Ein krankes Kind pflegen

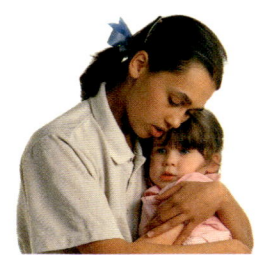

Ein krankes Kind verlangt viel Aufmerksamkeit und Pflege. Es kann schnell gereizt oder gelangweilt sein. Die meisten Kinder werden in ihrem Verhalten „babyhafter", und sie brauchen besonders viel Aufmerksamkeit und Schmusereien. Ein krankes Baby lassen Sie am besten tagsüber in Ihrer Nähe, es kann im Kinderwagen schlafen. Den können Sie in die Küche, ins Wohnzimmer oder in den Garten mitnehmen. Geht es dem Kind besonders schlecht, sollte es auch nachts mit Ihnen im gleichen Zimmer schlafen, so daß Sie immer in der Nähe sind. Wechseln Sie sich nachts mit Ihrem Partner ab, damit Sie beide genügend Schlaf bekommen. Viele Kinder erbrechen, wenn Sie krank sind. Sie sollten deshalb eine Schüssel griffbereit in der Nähe haben. Erbrechen ist selten ein Anzeichen für eine ernsthafte Krankheit, es kann schon durch Aufregung oder Freude ausgelöst werden. Häufiges Erbrechen ist allerdings gefährlich, weil es zur Austrocknung führen kann.

Essen und Trinken

Während es krank ist, wird das Kind in der Regel weniger Appetit als gewöhnlich haben. Das macht auch nichts, denn so lange es nicht wild herumtobt, wird das Kind in dieser Zeit auch weniger Energie verbrauchen. Es schadet nichts, wenn es einige Tage weniger als sonst ißt. Lassen Sie das Kind nur das essen, was es sich wünscht. Bieten Sie ihm kleine Portionen an. Lassen Sie es so viel oder so wenig essen, wie es will. Der Appetit wird später zurückkehren. Babys werden mehr Mahlzeiten verlangen, dafür aber pro Mahlzeit weniger trinken oder sogar nur etwas an der Flasche oder Brust nuckeln. Seien Sie in dieser Zeit nachsichtig mit diesem Verhalten.

Trinken ist während einer Krankheit wichtiger als das Essen. Sorgen Sie dafür, daß das Kind genug Flüssigkeit bekommt, etwa eineinhalb Liter pro Tag. Dies ist besonders wichtig, wenn das Kind Fieber oder Durchfall hat oder sich erbricht.

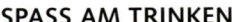

Lassen Sie das Kind sich sein Lieblingsgetränk aussuchen, ganz gleich ob Kinder-Cola, Orangensaft, Milch oder Wasser.

SPASS AM TRINKEN
Wenn das Kind nicht trinken will, sollten Sie das Trinken etwas lustiger und ungewöhnlicher als sonst gestalten. Probieren Sie einige der Vorschläge aus:

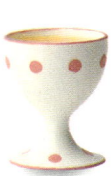 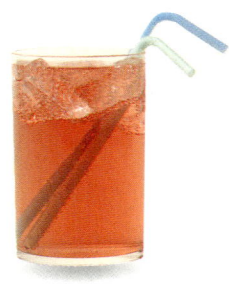 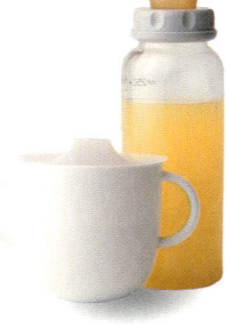 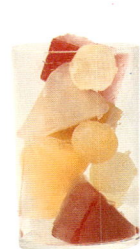 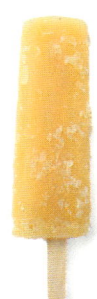

Kleine Behälter Bieten Sie die Getränke in Eierbechern, im Puppengeschirr oder anderen kleinen Behältern an.

Trinkhalme Den meisten Kindern macht es viel Spaß, mit einem Trinkhalm zu trinken.

Lernbecher Bieten Sie dem Kind das Getränk im Lernbecher oder in der Flasche an, auch wenn es dieser gerade entwachsen ist.

Eiswürfel Ist das Kind älter als ein Jahr, können Sie Fruchtsäfte einfrieren und als Eiswürfel zum Lutschen geben.

Eis Sie können Fruchtsäfte aber auch als Eis mit Stiel einfrieren. Die entsprechenden Formen können Sie kaufen.

Übelkeit und Erbrechen

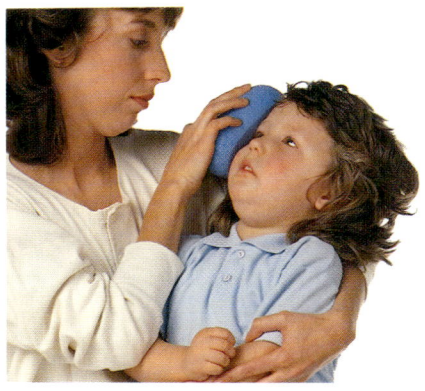
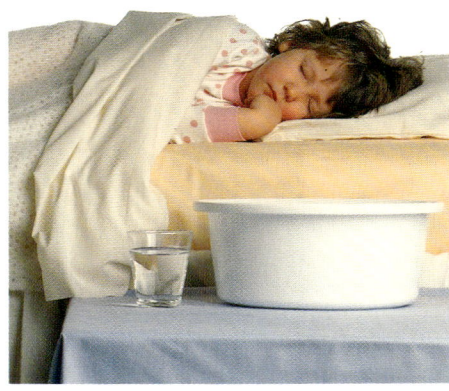

1 Wenn Ihr Kind den Drang verspürt, sich zu erbrechen, sollten Sie es halten. Stellen Sie eine Schüssel bereit, in die das Kind spucken kann. Stützen Sie den Kopf mit einer Ihrer Hände, und legen Sie Ihre andere Hand auf seinen Bauch unterhalb des Brustkorbs.

2 Nachdem sich das Kind erbrochen hat, sollten Sie es beruhigen und waschen. Geben Sie ihm einige Schluck Wasser, mit denen es seinen Mund ausspülen kann. Um den schlechten Geschmack aus dem Mund zu bekommen, sollten Sie ihm noch die Zähne putzen.

3 Lassen Sie das Kind sich ruhig hinlegen, eventuell will es einige Zeit schlafen. Spülen Sie die Schüssel aus, und stellen Sie sie griffbereit in die Nähe des Kindes. Übergibt sich das Kind mehrmals, dann könnte es einen Magen-Darm-Katarrh haben (siehe S. 46).

Beschäftigung und Unterhaltung

IM BETT BLEIBEN

Sie müssen nicht darauf bestehen, daß das Kind den ganzen Tag über im Bett liegen bleibt. Wenn es sehr krank ist wird es dort von allein bleiben wollen. Steht das Kind auf, sollten Sie dafür sorgen, daß es warm angezogen ist und nicht in einem Raum spielt, in dem es fürchterlich zieht. Wahrscheinlich wird das Kind aber nach einer Weile das Bedürfnis haben, sich hinzulegen und etwas zu schlafen. Wenn es nicht allein bleiben will, sollten Sie ihm mit seinem Kissen und seiner Zudecke ein Lager im Wohnzimmer bauen, bzw. dort, wo Sie sich am meisten aufhalten. Das Kind sollte sich auch weiterhin als Teil der Familie fühlen können.

Im Bett spielen
Sie können dem Kind mit wenigen Mitteln einen Spielplatz bauen, legen Sie einfach auf zwei Bücherstapel ein Tablett.

UNTERHALTUNG

Versuchen Sie, das Kind zu beschäftigen, damit es sich nicht zu langweilen beginnt. Bedenken Sie aber bei Ihren Vorschlägen, daß sich Kinder, wenn sie krank sind, häufig jünger verhalten, als Sie tatsächlich sind. Das Kind wird sich nicht lange konzentrieren können und wird nichts tun wollen, das es zu stark fordert. Suchen Sie eines seiner Lieblingsspielzeuge, das es in der letzten Zeit weniger beachtet hat. Wollen Sie ihm ein Spielzeug kaufen, sollten Sie eines auswählen, das es im Alter eher unter- als überfordert. Babys freuen sich über ein neues Mobile oder eine neue Rassel. Ideal für kranke Kinder ist ruhiges Spielzeug, beispielsweise Legosteine, einfache Puzzles, Wachsmalstifte, ein Kaleidoskop. Wichtig ist natürlich auch, daß Sie dem Kind häufiger als sonst eine Geschichte vorlesen.

Erkältungen und Grippe

Alle Kinder haben gelegentlich eine Erkältung oder eine Grippe. Und sobald es in den Kindergarten kommt, scheint es auch eine Erkältung nach der anderen nach Hause zu bringen. Beide Erkrankungen werden durch Viren verursacht, gegen die das Kind mit wachsendem Alter immer resistenter wird.

Putzen Sie dem Kind vorsichtig die Nase. Tupfen Sie lieber häufiger, um eine Entzündung der Nase zu vermeiden.

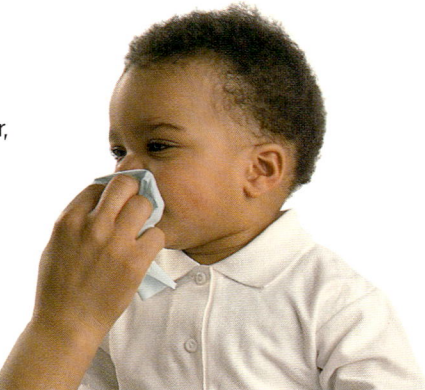

NOTSIGNALE

Wenden Sie sich sofort an einen Notarzt, wenn das Kind einen flachen dunkelroten Ausschlag oder violette Blutflecken (Petechien) bekommt.

RUFEN SIE DEN ARZT

Wenden Sie sich baldmöglichst an Ihren Arzt, wenn Ihr Kind jünger als ein Jahr ist oder wenn es ihm sehr schlechtzugehen scheint oder wenn es eines der folgenden Symptome zeigt:
▶ Fieber über 39 °C;
▶ pfeifende, schnelle, keuchende Atmung;
▶ Ohrenschmerzen; starker Husten;
▶ schmerzhaft geschwollener Hals;
▶ keine Besserung nach drei Tagen.

Erkältung

Erkältung ist wahrscheinlich die am stärksten verbreitete Krankheit. Sie wird durch Viren verursacht, die durch die Nasenwege und den Rachen in den Körper gelangen. Eine Erkältung kann sich ein Kind deshalb nicht einfach dadurch holen, daß es ohne Jacke bei kaltem Wetter herumläuft oder nasse Füße bekommt. Zwar ist eine Erkältung nichts Ernsthaftes, aber bei Babys und Kleinkindern sollte man auf den Verlauf genauer achten. Weil die Abwehrkräfte geschwächt sind, kann es zu Komplikationen kommen, wie Bronchitis oder einer Ohreninfektion.

SYMPTOME

▶ Laufende oder verstopfte Nase, Niesen;
▶ leicht erhöhte Temperatur;
▶ Halsschmerzen;
▶ Husten.

Was wird der Arzt tun?
Die verstopfte Nase führt dazu, daß ein Baby Probleme beim Trinken hat. Der Arzt wird Nasentropfen verschreiben, die Sie dem Kind vor dem Trinken geben müssen.

Nasentropfen und Nasensprays
Verwenden Sie Nasentropfen nur dann, wenn der Arzt sie verschrieben hat. Setzen Sie sie nicht länger als drei Tage ein, danach können sie nämlich die Schleimproduktion noch verstärken, was die Nase wieder verstopft.

Was können Sie tun?
1 Messen Sie die Temperatur des Kindes (siehe S. 19). Machen Sie lauwarme Waschungen (siehe S. 20), um sie herunterzubekommen, falls nötig. Sorgen Sie dafür, daß das Kind genügend trinkt. Geben Sie ihm auch vor dem Einschlafen etwas zu trinken, das kann helfen, die Nase nachts freizuhalten.

ENTZÜNDUNG DER NEBENHÖHLEN

Die Nebenhöhlen sind luftgefüllte Kammern um Augen und Nase. Von den Nebenhöhlen der Nase führen kleine Löcher in den Nasenraum, so daß die Nebenhöhlen bei einer Erkältung leicht infiziert werden können (Sinusitis). Eine Nebenhöhlenentzündung führt zu Schmerzen bei der Bewegung des Kopfes. Man erkennt sie am grünlichen Schleim, der abgesondert wird.

ERKÄLTUNGEN UND GRIPPE

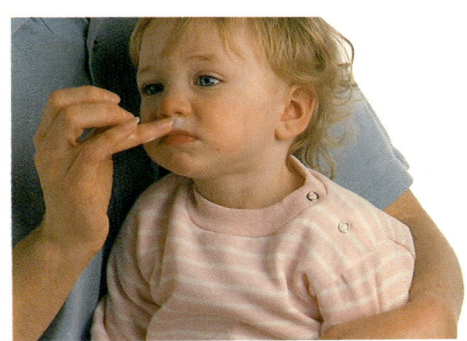

2 Falls das häufige Schneuzen die Nase und die Oberlippe wund gemacht hat, sollten Sie sie mit Vaseline eincremen.

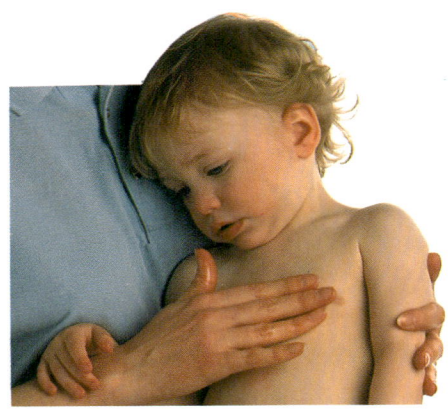

3 Ist das Kind älter als ein Jahr, können Sie ihm vor dem Schlafen die Brust mit einer Mentholsalbe einreiben.

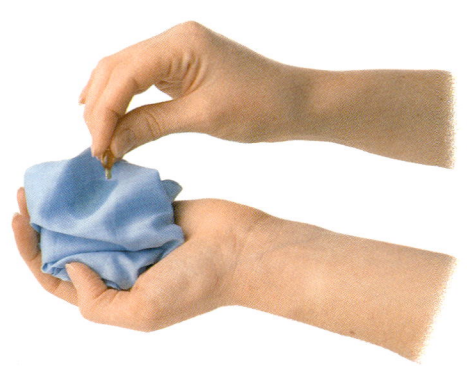

4 Sie können zusätzlich den Schlafanzug des Kindes oder ein Taschentuch, das Sie an seinen Kopf legen, mit Mentholtropfen bespritzen.

5 Wenn ein Baby erkältet ist, kann es besser atmen, wenn Sie seinen Kopf im Bettchen etwas höher legen als sonst. Geben Sie ihm einfach ein kleines Kissen, oder legen Sie ein mehrfach gefaltetes Handtuch unter das Kopfende der Matratze.

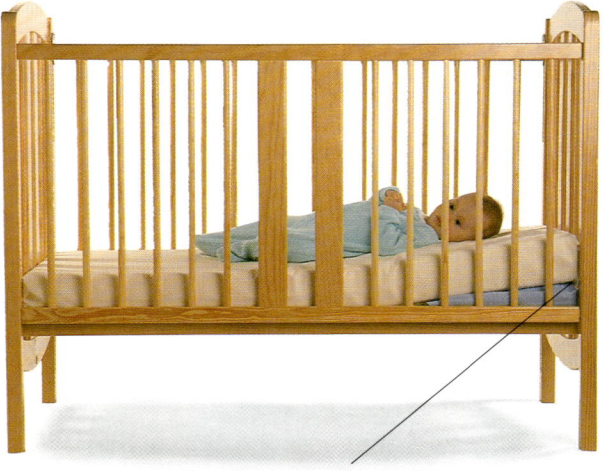

Heben Sie das Kopfende der Matratze mit gefalteten Handtüchern leicht an.

6 Halten Sie das Zimmer warm, aber achten Sie darauf, daß die Luft nicht zu trocken wird; denn das Atmen von trockener Luft kann sehr unangenehm sein. Setzen Sie einen Luftbefeuchter ein, oder legen Sie saubere (!) feuchte Handtücher über die Heizkörper.

Grippe

Die Grippe oder Influenza kann durch verschiedene Viren hervorgerufen werden. Die Symptome sind denen der Erkältung recht ähnlich: Schnupfen, Halsschmerzen, Husten, Fieber, Schüttelfrost und Abgeschlagenheit. Es gibt gegen die Grippe keine Therapie, die Krankheit dauert in der Regel drei bis vier Tage und verschwindet von allein. Ein Kind kann sich aber noch einige Tage danach sehr schwach fühlen. Da die Widerstandskraft des Körpers durch die Krankheit geschwächt wird, kann sich das Kind Folgeinfektionen wie Lungenentzündung, Bronchitis oder Mittelohrentzündung zuziehen. Bei Kindern mit Asthma oder Diabetes ist eine Grippe immer eine ernstzunehmende Krankheit.

SYMPTOME

- Erhöhte Temperatur;
- Kopfschmerzen;
- Abgeschlagenheit;
- Schüttelfrost;
- Schnupfen;
- Husten;
- Halsschmerzen.

Was können Sie tun?
Messen Sie die Temperatur des Kindes (siehe S. 19). Machen Sie lauwarme Waschungen (siehe S. 20), um sie herunterzubekommen, falls nötig. Sorgen Sie dafür, daß das Kind genügend trinkt, besonders wenn es hohes Fieber hat.

Frage & Antwort

Soll ich mein Kind gegen Grippe impfen lassen?
Wenn das Kind erfahrungsgemäß nach einer Grippe sehr leicht eine Lungenentzündung entwickeln kann, sollten Sie überlegen, ob Sie es impfen lassen. Sprechen Sie darüber mit dem Arzt. Allerdings tritt fast jedes Jahr eine neue Virusart auf, und der Schutz durch den Impfstoff (der nur aus einem schon bekannten Virus entwickelt werden kann) oder durch die überstandene Erkrankung hält nur kurz.

Schutzimpfungen

Das Ziel von Impfungen ist es, den einzelnen und die Gesellschaft vor bestimmten Infektionskrankheiten zu schützen. Eltern sollten daher darauf achten, daß ihr Kind zu den richtigen Zeitpunkten geimpft wird. Wenn ein Baby geimpft wird, bekommt es eine harmlose Dosis des Erregers, der die entsprechende Infektion auslöst.

Die Impfung geschieht durch eine Spritze, durch Tropfen in den Mund oder durch Einritzen der Haut. Die Dosis ist zu gering, als daß die Krankheit richtig ausbrechen könnte, aber sie reicht aus, daß der Körper Antikörper gegen sie ausbilden kann. Die meisten Impfprogramme beginnen mit dem vierten Lebensmonat.

Warum soll ich mein Kind impfen lassen?
Einige Eltern wenden sich gegen Impfungen, weil sie die damit verbundenen (geringen) Risiken fürchten oder weil sie glauben, daß die Krankheit so selten ist, daß eine Impfung überflüssig ist. Allerdings muß man bedenken, daß sich eine Krankheit schnell wieder ausbreiten kann, sobald die Anzahl der dagegen geimpften Kinder sinkt. Eine Impfung schützt daher nicht nur das einzelne Kind, sie schützt auch die Gemeinschaft davor, daß sich eine Krankheit in großem Maß ausbreiten kann.

Was sind die Risiken?
Impfungen sind eine sichere Angelegenheit, obwohl sich das Baby einige Zeit lang etwas unwohl fühlen kann. Neigt Ihr Baby zu Krampfanfällen, oder gibt es in Ihrer Verwandtschaft Epilepsie, dann besteht ein erhöhtes Risiko bei einer Impfung gegen Keuchhusten. Sprechen Sie darüber mit Ihrem Arzt. Gehen Sie mit dem Kind nicht zum Impfen, wenn es erkältet ist, sich unwohl fühlt oder in der Woche vor der Impfung Antibiotika genommen hat.

Was können die Reaktionen des Körpers sein?
Die Folge einer Impfung kann ein leichtes Ansteigen der Temperatur sein. Achten Sie darauf. Steigt sie stärker an, sollten Sie den Arzt anrufen. An der Einstichstelle kann eine kleine Verdickung oder Schwellung entstehen. Diese wird in einigen Wochen von allein verschwinden. Eine Masernimpfung kann bis zu zehn Tage danach zu leichtem Ausschlag und Fieber führen. Bei einer Mumpsimpfung kann drei Wochen später eine leichte Gesichtsschwellung auftreten. Wenn das Kind andere Symptome zeigt, wenn ein Baby ungewöhnlich schreit oder wenn die Temperatur auf über 38 °C steigt, **wenden Sie sich sofort an Ihren Arzt!**

Eine Spritze geben
Halten Sie ein Baby gut fest, während es eine Spritze bekommt, beruhigen Sie es. Die Spritze bekommt es in den Oberarm, in die Hüfte oder in den Po.

IMPFPROGRAMM		
Alter	**Krankheit**	**Impfform**
3 bis 6 Monate	Diphtherie, Tetanus, Keuchhusten, Kinderlähmung	Injektion / Schluckimpfung
6 bis 8 Monate	Diphtherie, Tetanus, Keuchhusten, Kinderlähmung	Injektion / Schluckimpfung
10 bis 14 Monate	Diphtherie, Tetanus, Keuchhusten, Kinderlähmung	Injektion / Schluckimpfung
16 bis 24 Monate	Masern, Mumps, Röteln (MMR)	Injektion
4 bis 5 Jahre	Diphtherie, Tetanus, Kinderlähmung	Injektion / Schluckimpfung
10 bis 13 Jahre	Tuberkulose	Injektion
13 bis 14 Jahre (nur Mädchen ohne MMR)	Röteln	Injektion
16 bis 18 Jahre	Tetanus, Kinderlähmung	Injektion / Schluckimpfung

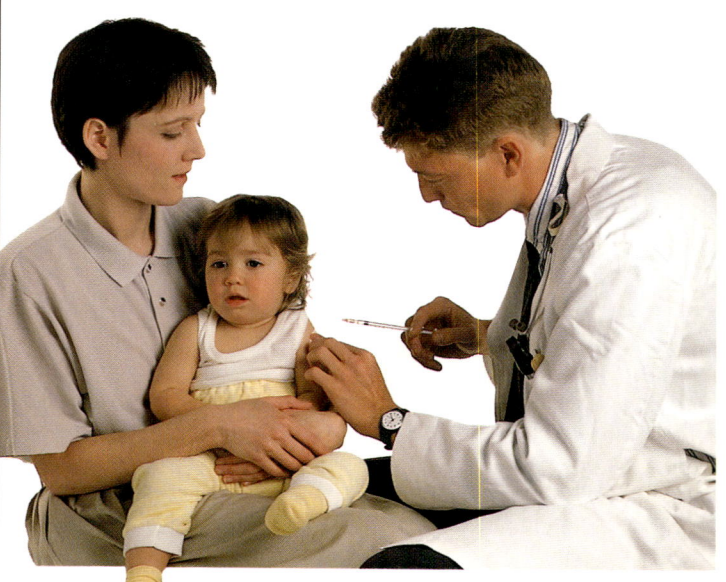

Infektionskrankheiten

Da der Impfschutz zunimmt, sind einige der im folgenden beschriebenen Infektionskrankheiten seltener geworden, beispielsweise Keuchhusten. Falls Ihr Kind eine dieser Krankheiten hat, wird es wahrscheinlich für den Rest seines Lebens dagegen immun sein. Da die meisten der Infektionen durch Viren verursacht werden, gibt es keine Medizin, um sie zu heilen, die meisten Kinder werden aber schnell und ohne Nachwirkungen wieder gesund. Es macht wenig Sinn, das Kind während der Infektion zu isolieren, außer bei Röteln (siehe unten). Die Eltern der Spielkameraden sollten allerdings von der Krankheit informiert werden.

WARNUNG

Wenn Ihr Kind eine Infektion verbunden mit Fieber hat, sollten Sie ihm *auf keinen Fall Aspirin* geben. Dies kann zu einer seltenen, aber lebensgefährlichen Krankheit, dem Reye-Syndrom führen (siehe S. 22). Geben Sie dem Kind statt dessen Paracetamol.

NOTSIGNALE

Wenden Sie sich sofort an einen Notarzt, wenn Ihr Kind eines der folgenden Symptome zeigt:
- ungewöhnliche, stärker werdende Benommenheit;
- Kopfschmerzen oder steifer Hals;
- Krampfanfälle;
- dunkelroter Ausschlag oder violette Blutflecken

Röteln

Was ist das?
Röteln sind eine leichte Infektionskrankheit. Ihr Kind kann sich dabei völlig wohl fühlen und wird nicht im Bett bleiben wollen. Die Krankheit bricht zwei bis drei Wochen nach der Ansteckung aus.

Was können Sie tun?
1 Messen Sie mindestens zweimal täglich Fieber (siehe S. 19). Machen Sie lauwarme Waschungen (siehe S. 20), falls es nötig wird, die Temperatur zu senken.

2 Achten Sie darauf, daß das Kind viel trinkt, besonders wenn es Fieber hat.

SYMPTOME

1. und 2. Tag
- Symptome einer leichten Erkältung;
- leichte Halsschmerzen;
- geschwollene Drüsen hinter den Ohren und auf beiden Seiten des Nackens.

2. oder 3. Tag
- Kleine rosa oder rote Flecken, die meist hinter den Ohren beginnen und auf den restlichen Körper übergreifen;
- leicht erhöhte Temperatur.

4. oder 5. Tag
- Verschwinden des Ausschlags, generelle Besserung.

6. Tag
- Das Kind fühlt sich wieder normal.

9. oder 10. Tag
- Das Kind ist nicht mehr infektiös.

RUFEN SIE DEN ARZT

Wenden Sie sich sofort an einen Notarzt, wenn Ihr Kind eines der oben beschriebenen Anzeichen für einen Notfall zeigt. Wenden Sie sich baldmöglichst an Ihren Arzt, wenn Sie glauben, daß das Kind Röteln hat. Rufen Sie ihn vorher an, das Kind sollte in der Praxis nicht mit Schwangeren zusammenkommen.

Was wird der Arzt tun?
Der Arzt wird feststellen, ob tatsächlich Röteln vorliegen, aber keine weitere Behandlung vornehmen.

Röteln und Schwangerschaft
Solange das Kind infektiös ist, sollte es von allen Frauen, die schwanger sind, ferngehalten werden. Röteln sind zwar eine harmlose Krankheit für Kinder, doch sie kann zu schweren Entwicklungsstörungen bei Ungeborenen führen.

Masern

Was ist das?
Masern sind eine stark ansteckende Infektionskrankheit mit Ausschlag, Fieber und Husten. Die Symptome treten etwa ein bis zwei Wochen, nachdem sich das Kind angesteckt hat, auf. Kinder mit Masern fühlen sich ziemlich krank und wollen meist so lange im Bett bleiben, wie sie eine hohe Temperatur haben. Bei wenigen Kindern treten Komplikationen, zum Beispiel Ohrenschmerzen auf.

SYMPTOME

1. und 2. Tag
- Triefende Nase;
- gerötete, lichtempfindliche Augen;
- steigendes Fieber.

3. Tag
- Leichter Temperaturrückgang;
- anhaltender Husten;
- kleine, weiße Flecken, wie Salzkörner, im Mund.

4. und 5. Tag
- Ansteigende Temperatur, bis zu 40 °C;
- rotbrauner Ausschlag aus leicht erhöhten Flecken, zunächst auf der Stirn und hinter den Ohren, dann über dem ganzen Gesicht und dem Oberkörper.

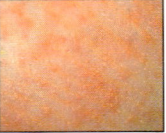

6. und 7. Tag
- Verschwinden des Ausschlags und der anderen Symptome.

9. Tag
- Das Kind ist nicht mehr infektiös.

RUFEN SIE DEN ARZT

Wenden Sie sich sofort an einen Notarzt, wenn Ihr Kind eines der auf Seite 29 beschriebenen Symptome zeigt. Wenden Sie sich baldmöglichst an Ihren Arzt, wenn Sie glauben, daß das Kind Masern hat. Rufen Sie ihn erneut an, wenn:
- sich der Zustand des Kindes nicht drei Tage, nachdem der Ausschlag aufgetreten ist, bessert;
- die Temperatur des Kindes plötzlich stark ansteigt;
- sich der Zustand des Kindes verschlechtert, nachdem es ihm zunächst besser ging;
- das Kind Ohrenschmerzen hat;
- das Kind schwer oder geräuschvoll atmet.

Was können Sie tun?

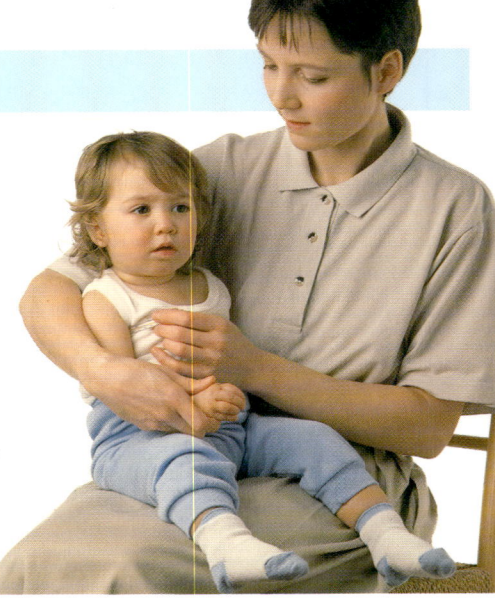

1 Messen Sie mindestens zweimal täglich die Temperatur des Kindes (siehe S. 19). Ist das Fieber sehr hoch, sollten Sie alle fünf bis sechs Stunden messen. Bleiben Sie viel beim Kind, besonders wenn es hohes Fieber hat.

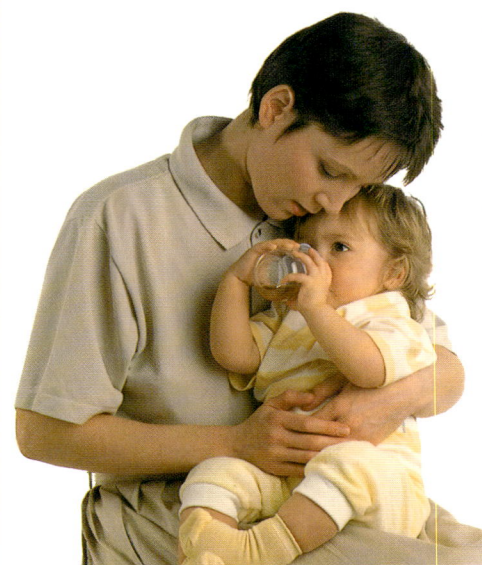

2 Machen Sie es dem Kind so angenehm wie möglich. Versuchen Sie die Temperatur mit lauwarmen Waschungen (siehe S. 20) herunterzubringen.

3 Achten Sie darauf, daß das Kind genügend trinkt, besonders wenn das Fieber sehr hoch ist.

4 Waschen Sie die schmerzenden Augen mit kaltem Wasser und Watte. Halten Sie den Raum, in dem das Kind liegt, abgedunkelt, wenn es seinen Augen dadurch bessergeht.

Was wird der Arzt tun?
Es gibt keine Medikamente gegen Masern. Der Arzt wird deshalb die Diagnose bestätigen und Ihnen raten, das Kind im Bett zu belassen, solange das Fieber hoch ist. Eventuell kann er Augentropfen verschreiben.

INFEKTIONSKRANKHEITEN

Windpocken

Was ist das?
Windpocken sind eine äußerst ansteckende Krankheit. Meist sind kaum Krankheitszeichen erkennbar, außer den typischen, stark juckenden Pocken. Die Symptome erscheinen etwa zwei bis drei Wochen, nachdem sich das Kind angesteckt hat. Die Flecken treten auf fast allen Körperteilen auf. Sie können sogar im Mund, im After, in der Vagina oder in den Ohren erscheinen.

SYMPTOME

1. bis 6. Tag
▶ Gruppen von kleinen, roten, stark juckenden Bläschen, die mit Flüssigkeit gefüllt sind, meist zuerst auf dem Rumpf, später auf Gesicht, Arme und Beine übergreifend;
▶ die Flüssigkeit in den Bläschen wird milchig weiß;
▶ leicht erhöhte Temperatur.

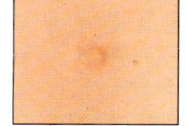

5. bis 9. Tag
▶ Die Bläschen gehen auf und hinterlassen kleine Krater;
▶ es bildet sich Schorf, der nach einigen Tagen abfällt.

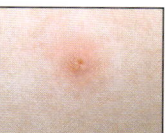

10. Tag
▶ Das Kind ist ohne Beschwerden.

11. oder 12. Tag
▶ Das Kind kann andere nicht mehr anstecken.

RUFEN SIE DEN ARZT

Wenden Sie sich sofort an einen Notarzt, wenn das Kind eines der auf Seite 29 genannten Anzeichen für Notfälle zeigt. Wenden Sie sich so bald wie möglich an Ihren Arzt, wenn Sie den Verdacht haben, daß das Kind Windpocken hat. Rufen Sie ihn erneut an, wenn das Kind eines der folgenden Symptome zeigt:
▶ sehr starkes Jucken;
▶ starke Rötung, Schwellung oder Vereiterung der Bläschen, dies bedeutet, daß eine zusätzliche Infektion aufgetreten ist.

Was können Sie tun?
1 Messen Sie die Temperatur des Kindes (siehe S. 19). Falls notwendig, können Sie das Fieber mit der empfohlenen Dosis von Paracetamol senken. Geben Sie dem Kind reichlich zu trinken.

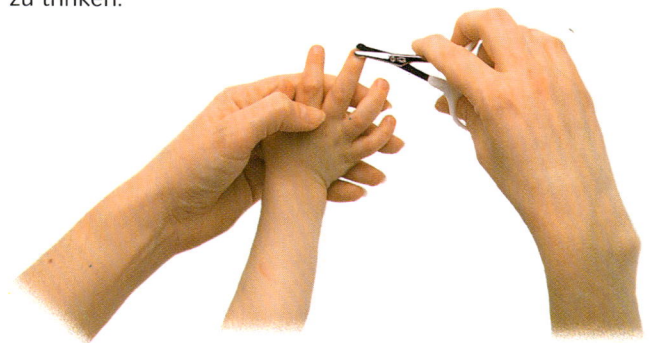

2 Versuchen Sie das Kind davon zu überzeugen, daß es nicht soviel an den Pocken kratzt. Dies kann zu Entzündungen und Vernarbungen führen. Schneiden Sie die Fingernägel des Kindes kurz, und halten Sie sie äußerst sauber.

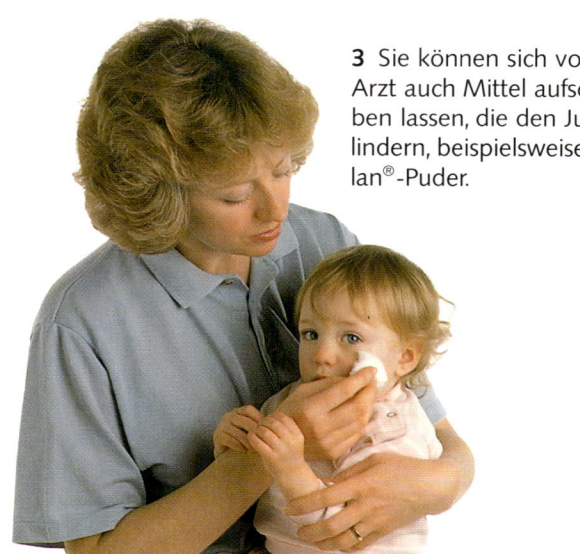

3 Sie können sich vom Arzt auch Mittel aufschreiben lassen, die den Juckreiz lindern, beispielsweise Ingelan®-Puder.

4 Wenn Sie das Kind baden, so lösen Sie im Wasser Natriumbikarbonat auf, das dämpft ebenfalls den Juckreiz.

5 Wenn das Kind stark unter dem Jucken leidet, so ist lockere Baumwollbekleidung am angenehmsten.

Was wird der Arzt tun?
Der Arzt wird die Diagnose bestätigen und ein Mittel verschreiben, das den Juckreiz lindert – falls dieser sehr stark wird.

Wenn sich die Pocken irgendwo entzündet haben, wird er ein Antibiotikum verschreiben.

Mumps

Was ist das?

Mumps ist eine verbreitete Infektionskrankheit, die die Drüsen deutlich anschwellen läßt. Häufig sind die Kinder älter als zwei Jahre, wenn sie sich anstecken. Besonders betroffen sind die Drüsen auf einer oder beiden Gesichtshälften direkt unter den Ohren und dem Kinn. Die Symptome treten zwei bis vier Wochen, nachdem sich das Kind angesteckt hat, auf.

■ SYMPTOME ■

1. Tag
▶ Schluckbeschwerden, Schmerzen im Gesicht, die das Kind nicht lokalisieren kann;
▶ erhöhte Temperatur.

2. Tag
▶ Schwellung und Empfindlichkeit auf einer Gesichtsseite;

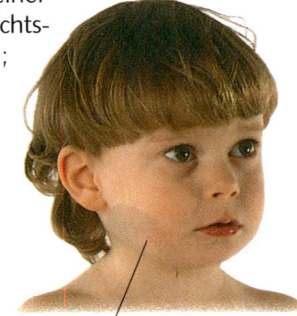

Von Schwellung betroffene Zonen

▶ Schmerzen, wenn der Mund geöffnet wird;
▶ erhöhte Temperatur;
▶ entzündeter Hals, Schluckbeschwerden.

3. Tag
▶ Weiteres Anschwellen des Gesichts, jetzt meist auf beiden Seiten.

4. bis 6. Tag
▶ Allmähliches Abklingen der Symptome.

13. Tag
▶ Das Kind kann andere nicht mehr anstecken.

Was können Sie tun?

1 Wenn sich das Kind über Schmerzen im Gesicht beklagt oder wenn das Gesicht geschwollen aussieht, tasten Sie vorsichtig die Drüsen des Kindes ab (siehe S. 15).

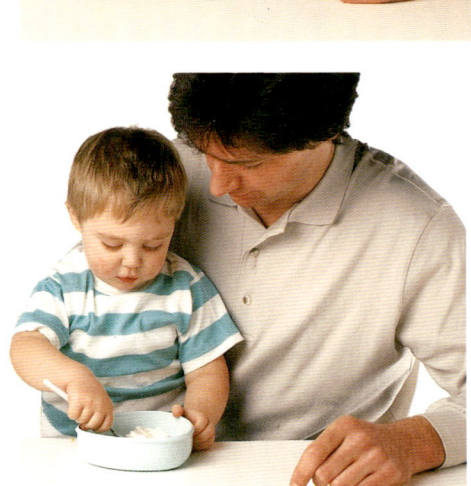

4 Hat das Kind Schluckbeschwerden, geben Sie am besten flüssige oder halbflüssige Nahrung.

■ RUFEN SIE DEN ARZT ■

Wenden Sie sich sofort an einen Notarzt, wenn das Kind eines der Symptome zeigt, die für Notfälle auf Seite 29 beschrieben sind. Wenden Sie sich baldmöglichst an Ihren Arzt, wenn Sie glauben, daß das Kind Mumps hat.

2 Messen Sie die Temperatur des Kindes (siehe S. 19). Falls notwendig, können Sie das Fieber mit der empfohlenen Dosis Paracetamol senken.

3 Geben Sie dem Kind gekühlte Getränke, vermeiden Sie aber säurehaltige Getränke wie Fruchtsäfte. Falls das Kind beim Öffnen des Munds Schmerzen hat, lassen Sie es mit einem Strohhalm trinken. Seien Sie beim Essen geduldig, das Schlucken kann für das Kind recht schmerzhaft sein.

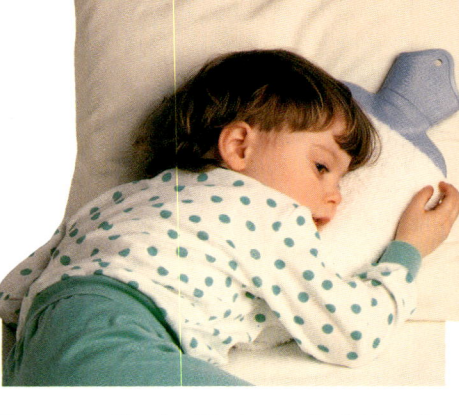

5 Lassen Sie das Kind sein Gesicht auf eine Wärmflasche legen, um die Schwellung zu lindern. Ein Baby ist noch nicht in der Lage, die Flasche wegzuschieben, wenn sie ihm zu heiß ist. Halten Sie einen weichen, vorgewärmten Waschlappen gegen die Schwellung.

Was wird der Arzt tun?

Der Arzt wird zunächst die Diagnose bestätigen. Mumps verschwindet von allein und kann nicht mit Medikamenten bekämpft werden. Lediglich die Symptome können gelindert werden.

Keuchhusten

Was ist das?
Keuchhusten ist eine der gefährlichsten Kinderkrankheiten, die zu krampfartigen Hustenanfällen führt. Schnappt das Kind während der Anfälle nach Luft, entstehen die typischen Keuchgeräusche. Die Krankheit ist sehr ansteckend, isolieren Sie deshalb Ihr Kind. Eine Impfung kann zu einer milden Form der Krankheit führen. Einige Kinder können eine Sekundärinfektion wie Lungenentzündung oder Bronchitis bekommen (siehe S. 42–43).

SYMPTOME

1. Woche
- Symptome einer gewöhnlichen Erkältung mit Husten;
- erhöhte Temperatur.

2. Woche
- Verschlimmerung des Hustens, Hustenanfälle dauern bis zu einer Minute, das Kind hat Atemnot;
- ein Kleinkind lernt, die Luft keuchend am geschwollenen Kehlkopf vorbei einzuziehen;
- nach dem Hustenanfall kommt es häufig zum Erbrechen.

3. bis 10. Woche
- Der Husten wird besser, kann sich aber durch eine Erkältung wieder verschlimmern;
- nach der dritten Woche ist es unwahrscheinlich, daß das Kind andere anstecken kann.

Was können Sie tun?
1 Bleiben Sie während der Hustenanfälle beim Kind. Richten Sie das Kind auf, und halten Sie es leicht nach vorne geneigt. Stellen Sie eine Schüssel bereit, in die das Kind Schleim spucken und in die es sich erbrechen kann. Die Schüssel sollten Sie später mit kochendem Wasser ausspülen.

2 Wenn das Kind häufig nach den Mahlzeiten hustet und spuckt, sollten Sie ihm viele kleinere Mahlzeiten bereiten, die es direkt nach einem überstandenen Anfall zu sich nehmen kann. Achten Sie darauf, daß das Kind nach starkem Erbrechen genügend trinkt.

3 Versuchen Sie, das Kind möglichst häufig zu unterhalten. Ist seine Aufmerksamkeit auf etwas gelenkt, kommt es zu weniger Hustenanfällen. Aber passen Sie auf, daß Sie den Energiehaushalt des Kindes dabei nicht überbeanspruchen.

NOTSIGNALE
Wenden Sie sich sofort an einen Notarzt, wenn das Kind während eines Hustenanfalls blau anläuft.

RUFEN SIE DEN ARZT
Wenn Sie den Verdacht haben, daß Ihr Kind Keuchhusten hat, wenden Sie sich baldmöglichst an den Arzt.

4 Schlafen Sie nachts zusammen mit dem Kind in einem Zimmer, damit Sie bei einem Anfall gleich bei ihm sind.

5 Achten Sie darauf, daß in der Umgebung des Kindes niemand raucht. Geben Sie ihm keine Hustenmedizin.

Was wird der Arzt tun?
Der Arzt kann Antibiotika verschreiben, um die Schwere des Hustens zu verringern. Allerdings müssen diese Mittel möglichst früh genommen werden, was nicht einfach ist, denn während des ersten Stadiums ist es schwierig, Keuchhusten richtig zu diagnostizieren. Eventuell muß der Arzt einen Abstrich im Hals vornehmen, um feststellen zu können, ob es sich tatsächlich um Keuchhusten handelt.

EIN BABY VERSORGEN
Bei Babys kann es während eines Hustenanfalls zu einem gefährlichen Sauerstoffmangel kommen, da ein Baby selten lernt, während eines Anfalls durch Keuchen die Lunge zu füllen. Eine Einweisung in eine Klinik kann notwendig sein. Passen Sie Ihre Fütter- bzw. Stillzeiten der Krankheit an. Füttern Sie das Kind, sobald es sich nach einem Hustenanfall oder nach dem Erbrechen wieder beruhigt hat.

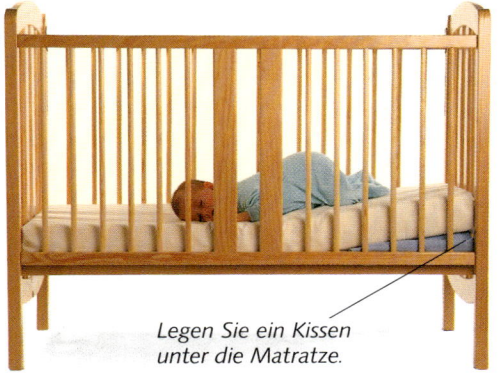

Legen Sie ein Kissen unter die Matratze.

Hustenanfälle
Ein Baby, das einen Hustenanfall bekommt, sollten Sie auf den Bauch in sein Bettchen legen, wobei seine Füße etwas höher liegen sollten. Sie können es auch mit dem Gesicht nach unten über Ihren Schoß legen. Bleiben Sie bei dem Kind, bis der Anfall überstanden ist. Hat es sich erbrochen, müssen Sie es säubern. Versuchen Sie es anschließend zu trösten.

Probleme mit den Augen

Die meisten Erkrankungen der Augen sind kein Problem, wenn sie richtig behandelt werden, allerdings sollten Sie sie ernst nehmen. Infektionen der Augen können leicht auf andere Menschen übertragen werden. Sie sollten deshalb auf die Hygiene achten und beispielsweise dem Kind den Gebrauch des eigenen Handtuchs einschärfen. Die Augen trocknen Sie am besten mit Papiertüchern ab, wobei Sie für jedes Auge ein frisches nehmen.

■ NOTSIGNALE ■
Wenden Sie sich sofort an einen Notarzt, wenn durch einen Unfall das Auge verletzt ist oder wenn das Kind nach einem Unfall nicht mehr klar sehen kann.

Augenlidentzündung

Was ist das?
Die Augenlidentzündung (Blepharitis) befällt normalerweise beide Augen. Sie kann sich verschlimmern, wenn sich der Bereich entzündet.

■ SYMPTOME ■
▶ Rote, schuppige Augenlider.

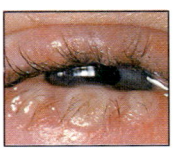

Was können Sie tun?
1 Wenn sich das Kind häufig die Augenlider reibt, sollten Sie prüfen, ob die Region gerötet und schuppig ist oder mit Eiter verklebt. Verwenden Sie keine Hausmittel oder Augentropfen. Waschen Sie die Absonderungen morgens und abends mit abgekochtem Wasser und Watte. Verwenden Sie für jedes Auge neue Watte.

2 Schauen Sie nach Gneiss oder Schuppen auf der Kopfhaut. Waschen Sie das Haar mit einem Antischuppenmittel.

■ RUFEN SIE DEN ARZT ■
Wenden Sie sich baldmöglichst an den Arzt, wenn:
▶ die Augen des Kindes verklebt sind;
▶ sich nach einer Woche der Behandlung zu Hause keine Besserung einstellt.

Was wird der Arzt tun?
Der Arzt kann eine Hautsalbe verschreiben. Treten Schuppen auf, kann er ein Haarpflegemittel verschreiben.

Bindehautentzündung

Was ist das?
Die Bindehaut bedeckt den Augapfel und das Innere des Augenlids. Eine Entzündung wird durch eine Infektion oder durch eine Verletzung ausgelöst. Sie kann aber auch als Folge einer Allergie auftreten. Die Infektion kann bakteriell oder durch einen Virus hervorgerufen werden. Eine Virusinfektion verläuft schwächer. Wacht das Kind mit eitrig verklebten Augen auf, so weist dies eher auf eine bakterielle Infektion hin. Bei einem Baby können diese Symptome in den ersten Tagen nach der Geburt auftreten.

Was können Sie tun?
1 Versuchen Sie zunächst herauszufinden, ob die Beschwerden des Kindes durch etwas anderes als Bindehautentzündung verursacht werden. Es könnte sich um eine Allergie, beispielsweise Heuschnupfen, handeln. Bei einer Allergie können die Augen jucken, sie sind wäßrig, rot und entzündet.

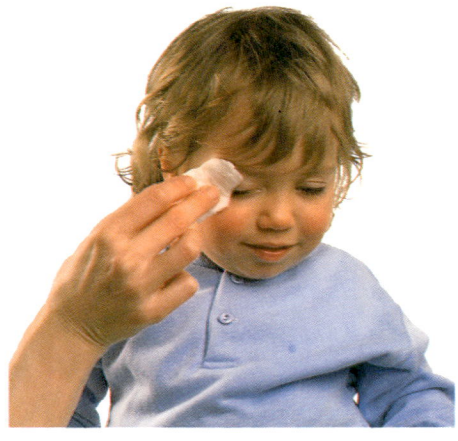

2 Bei einer Bindehautentzündung können Sie als Hilfsmaßnahme, bevor Sie den Arzt aufsuchen, die Augen mit einer Kochsalzlösung waschen. Geben Sie einen Teelöffel Salz auf ein Glas lauwarmes Wasser. Behandeln Sie beide Augen, und beginnen Sie mit dem nicht betroffenen. Nehmen Sie für jedes Auge einen frischen Wattebausch.

■ SYMPTOME ■
▶ Blutunterlaufene, entzündete Augen;
▶ Absonderung von Eiter;
▶ nach dem Schlafen verklebte Augenlider.

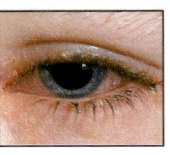

■ RUFEN SIE DEN ARZT ■
Wenden Sie sich baldmöglichst an den Arzt, wenn das Kind Bindehautentzündung hat oder die Augen entzündet und blutunterlaufen sind.

Was wird der Arzt tun?
Ist die Krankheit durch eine bakterielle Infektion verursacht, wird der Arzt antibiotische Tropfen oder Salbe verschreiben. Bei einer Virusinfektion gibt es keine Mittel.

Gerstenkorn

Was ist das?
Ein Gerstenkorn ist eine schmerzhafte, mit Eiter gefüllte Schwellung am oberen oder unteren Rand des Augenlids. Manche Gerstenkörner trocknen einfach aus, die meisten bilden eine Spitze und platzen innerhalb von vier bis fünf Tagen auf. Sie sind harmlos und können zu Hause behandelt werden.

SYMPTOME
▶ Rote, schmerzhafte Schwellung am Augenlid;
▶ die Schwellung füllt sich in der Mitte mit Eiter.

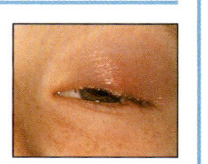

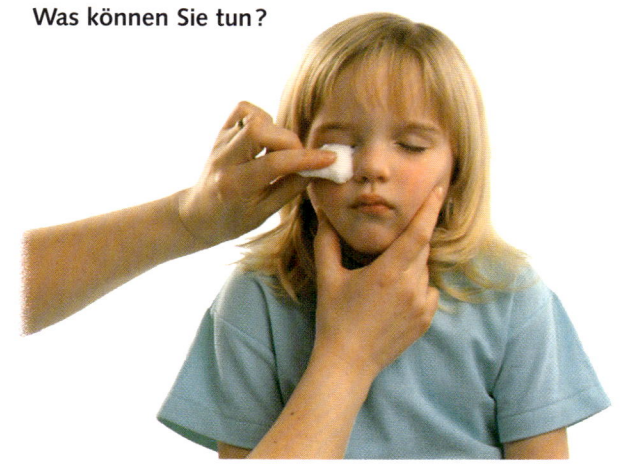

RUFEN SIE DEN ARZT
Wenden Sie sich baldmöglichst an Ihren Arzt, wenn
▶ das Gerstenkorn nach einer Woche nicht verschwindet;
▶ das ganze Augenlid des Kindes angeschwollen ist;
▶ sich die Haut um das Auge herum rötet;
▶ das Kind auch noch eine Augenlidentzündung hat.

Was können Sie tun?

1 Tauchen Sie einen Wattebausch in heißes Wasser, drücken Sie ihn aus, und pressen Sie ihn vorsichtig auf das Gerstenkorn. Dadurch beschleunigen Sie das Platzen. Wiederholen Sie dies alle paar Stunden für zwei bis drei Minuten.

2 Ist das Gerstenkorn geplatzt, läßt der Schmerz nach. Waschen Sie den Eiter vorsichtig mit Watte weg, die Sie zuvor mit warmem Wasser angefeuchtet haben.

Schielen

Was ist das?
Normalerweise sind beide Augen in gleicher Weise ausgerichtet. Bei einem schielenden Kind fokussiert ein Auge ein Objekt, während das andere dem nicht folgt.

Bei Neugeborenen ist die Koordination der beiden Augen häufig noch nicht richtig entwickelt, Schielen ist deshalb bis zur 10. Lebenswoche nichts, worüber Sie sich Sorgen machen müssen. Erst wenn das Baby nach dem dritten Lebensmonat immer noch schielt, wird man dies als Fehlfunktion betrachten. Bei manchen Kindern ist das Schielen dauerhaft, bei anderen kommt und geht es von allein. Das Schielen sollte in jedem Fall von einem Arzt untersucht werden. Je früher eine Behandlung einsetzt, desto erfolgreicher sind die Erfolgsaussichten.

SYMPTOME
▶ Die Augen scheinen verschieden ausgerichtet zu sein.

RUFEN SIE DEN ARZT
Wenden Sie sich an Ihren Arzt, wenn Sie glauben, daß Ihr Kind nach dem dritten Lebensmonat schielt.

Wie überprüfen Sie das Schielen?
Ist das Baby älter als drei Monate, halten Sie ein Spielzeug etwa 20 cm vor sein Gesicht. Bewegen Sie es langsam hin und her. Achten Sie darauf, ob beide Augen zusammen und in gleicher Weise dem Objekt folgen.

Was wird der Arzt tun?
Der Arzt wird zunächst die Augen sorgfältig untersuchen. Eventuell wird er Ihnen eine Augenklappe geben, die für mehrere Stunden täglich über das stärkere Auge gebunden wird. Das schwächere Auge muß mehr Arbeit leisten und wird dadurch trainiert. Ein etwas älteres Kind muß vielleicht eine Brille tragen. Bei einem Kind unter zwei Jahren wird eine Behandlung in der Regel schon nach wenigen Monaten zum Erfolg führen. Ist das Schielen sehr stark oder hält es länger an, dann muß unter Umständen eine Operation gemacht werden.

Probleme mit den Ohren

Die meisten Probleme mit den Ohren rühren bei Kindern von einer Infektion des äußeren Gehörgangs oder des Mittelohrs oder von einer Blockierung der Röhre, die das Ohr mit dem Rachen verbindet, her. Ohrinfektionen sollten immer ernst genommen werden, sie sind allerdings nur gefährlich, wenn sie nicht rechtzeitig genug behandelt werden. Unbehandelt können sie zu bleibenden Schäden führen.

Jedes Ohr besteht aus drei Teilen. Vom äußeren Ohr (dem sichtbaren Teil) führt ein leicht gekrümmter Gang zum Trommelfell. Dahinter befindet sich das Mittelohr bzw. die »Paukenhöhle«. Diese Höhle enthält drei kleine Knöchelchen, die die Vibrationen zum Innenohr weiterleiten. In diesem Teil befinden sich die Bogengänge, die für das Gleichgewichtsgefühl verantwortlich sind, sowie die Nervenstränge, die die Signale zum Gehirn weiterleiten.

Gehörgang

Außenohr

Trommelfell, vibriert mit den Schallwellen, die durch den Gehörgang kommen.

Mittelohr oder Paukenhöhle, enthält drei kleine Gehörknöchelchen, die die Signale an das Innenohr weiterleiten.

Innenohr, enthält das Gleichgewichtsorgan und die eigentlichen Hörmechanismen.

Hörnerven, leiten die Signale vom Ohr zum Gehirn.

Eustachische Röhre, verbindet das Ohr mit dem Rachen, ist bei Kindern kürzer als bei Erwachsenen, so daß sich Infektionen leichter ausbreiten können.

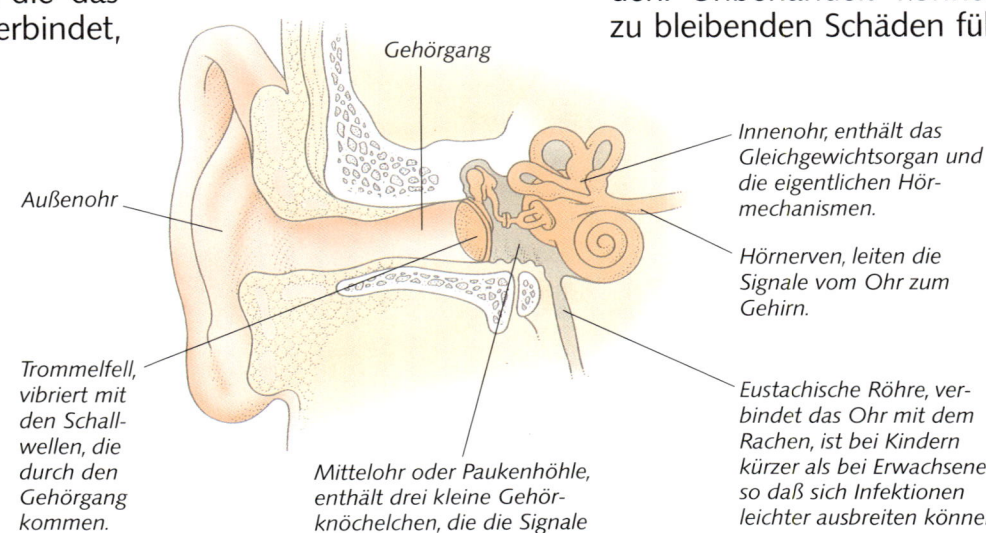

Ohrentzündung

Was ist das?
Bei einer Ohrentzündung ist die Haut des äußeren Gehörgangs, der von der Ohrmuschel zum Trommelfell führt, infiziert. Eine solche Infektion kann durch eine Verletzung, durch einen Fremdkörper oder durch gechlortes Wasser (Schwimmbad) hervorgerufen werden. Die Infektion ist relativ harmlos, vorausgesetzt, sie wird behandelt.

■ SYMPTOME ■
► Ohrenschmerzen, die sich verschlimmern, wenn das Kind das Ohr anfaßt oder sich darauf legt;
► Rötung des Gehörgangs;
► Ausfluß aus dem Ohr;
► Jucken im Ohr.

■ RUFEN SIE DEN ARZT ■
Wenden Sie sich baldmöglichst an Ihren Arzt, wenn Sie glauben, daß das Kind eine Ohrinfektion hat.

Was können Sie tun?
1 Geben Sie dem Kind die empfohlene Dosis Paracetamol, um die Schmerzen zu lindern.

2 Achten Sie darauf, daß kein Wasser in das betroffene Ohr gelangt. Verzichten Sie für eine Weile auf das gründliche Waschen der Haare. Lassen Sie das Kind nicht zum Baden oder Schwimmen, solange das Ohr entzündet ist.

Was wird der Arzt tun?
Der Arzt wird wahrscheinlich antibiotische Ohrentropfen oder Tabletten verschreiben, um die Infektion zu bekämpfen.

OHRENSCHMALZ

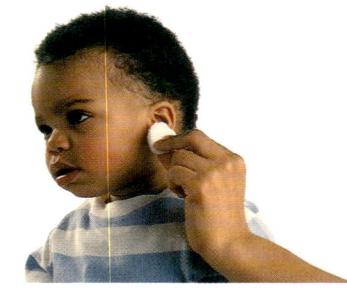

Manchmal sammeln sich größere Mengen von Ohrenschmalz im Gehörgang. Ohrenschmalz ist ein natürliches Mittel, das Infektionen entgegenwirkt. Entfernen Sie es deshalb nur aus dem äußeren Ohr mit etwas Watte. Drücken Sie es nicht mit einem Wattestäbchen in das Ohr hinein!

Ohrentropfen geben
Bitten Sie das Kind, sich auf die Seite zu legen, das betroffene Ohr nach oben. Lassen Sie die vorgeschriebene Anzahl von Tropfen hineintropfen.

Mittelohrentzündung

Was ist das?
Bei einer Mittelohrentzündung ist die hinter dem Trommelfell liegende Mittelohrhöhle infiziert. Meist erfolgt die Infektion über die Röhre, die den Rachen mit dem Ohr verbindet. Diese Eustachische Röhre ist bei Kleinkindern sehr kurz, was die Übertragung erleichtert. Normalerweise ist nur ein Ohr betroffen. Bei Kleinkindern folgen einer Mittelohrentzündung häufig weitere, immer dann, wenn das Kind erkältet ist oder eine Infektion im Rachen hat.

SYMPTOME
- Starke Ohrenschmerzen, das Kind kann nicht schlafen;
- ein Kind, das noch nicht sprechen kann, weint, reibt und zieht am Ohr;
- bei Babys übliche Anzeichen von Krankheit;
- Appetitmangel;
- Fieber über 39 °C;
- Erbrechen;
- teilweises Taubwerden.

Was können Sie tun?
1 Versuchen Sie die Ohrenschmerzen des Kindes zu lindern. Füllen Sie eine Wärmflasche mit warmem (nicht heißem) Wasser, wickeln Sie sie in ein weiches Handtuch, und lassen Sie das Kind mit dem betroffenen Ohr darauf ruhen. Geben Sie eine solche Wärmflasche nicht einem Baby, das noch nicht in der Lage ist, die Flasche wegzustoßen, wenn ihm zu warm wird. Halten Sie statt dessen einen angewärmten Waschlappen gegen sein Ohr.

2 Sind die Ohrenschmerzen sehr stark, so sollten Sie dem Kind Schmerzmittel geben.

3 Hat das Kind Eiterabsonderungen aus dem Ohr, sollten Sie diese nicht entfernen, sondern das Kind anhalten, seinen Kopf so auf einem sauberen Taschentuch auszuruhen, daß der Ausfluß ablaufen kann.

Wie kann man eine Mittelohrentzündung verhindern?
Halten Sie bei kaltem Wetter die Ohren des Kindes warm. Ist das Kind erkältet, sollten Sie mit Mentholsalbe oder -tropfen versuchen, die Atemwege des Kindes freizuhalten.

RUFEN SIE DEN ARZT
Wenden Sie sich baldmöglichst an den Arzt, wenn das Kind Ohrenschmerzen oder Ausfluß hat.

Was wird der Arzt tun?
Der Arzt wird die Ohren des Kindes untersuchen und ihm ein Antibiotikum verschreiben. Hat sich hinter dem Trommelfell Eiter angesammelt, kann er auch dagegen ein Medikament verschreiben. Hilft dies nicht, kann eine kleine Operation nötig werden.

Tubenkatarrh

Was ist das?
Mittelohrentzündungen können zu Tubenkatarrh führen, einer Ansammlung von Flüssigkeitsmengen im Mittelohr.

SYMPTOME
- Teilweiser Verlust der Hörfähigkeit nach Mittelohrentzündungen.

RUFEN SIE DEN ARZT
Wenden Sie sich baldmöglichst an Ihren Arzt, wenn Sie meinen, daß das Kind einen Tubenkatarrh hat.

Was können Sie tun?
Achten Sie bei einer Mittelohrentzündung darauf, ob das Gehör des Kindes beeinträchtigt wird. Wenden Sie sich an den Arzt.

Was wird der Arzt tun?
Bei leichten Fällen wird der Arzt versuchen, den Katarrh mit einem Antibiotikum zu bekämpfen. In schweren Fällen wird eine kleine Operation notwendig. Dabei wird ein kleines Loch in das Trommelfell gemacht, in das ein Paukenröhrchen eingesetzt wird. Durch dieses Röhrchen kann die Flüssigkeit abfließen. Das Röhrchen fällt nach einigen Monaten von allein heraus.

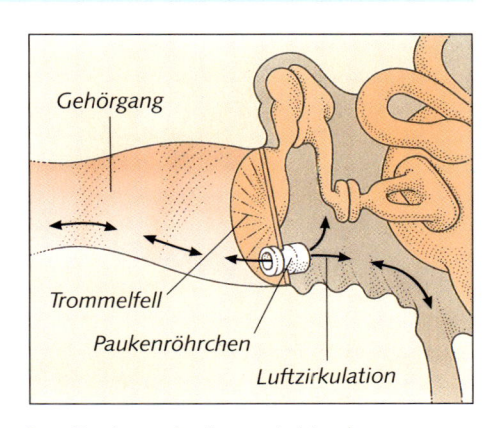

Das Paukenröhrchen wird in das Trommelfell eingesetzt. Es gleicht den Druck auf beiden Seiten aus und ermöglicht die Austrocknung des Ohres.

Infektionen im Mund

Bei einer Infektion des Mundes haben vor allem Babys Schwierigkeiten mit dem Essen. Die häufigste Infektion des Mundes bei Babys und Kleinkindern ist Soor (siehe unten). Kinder, die älter als ein Jahr alt sind, neigen zu Herpes (siehe S. 54), besonders um die Lippen herum.

Essen und Trinken
Wenn der Mund des Kindes entzündet ist, sollten Sie ihm das Essen und Trinken so angenehm wie möglich gestalten. Warme Mahlzeiten sollten etwas abkühlen, bevor Sie sie lauwarm dem Kind geben. Geben Sie dem Kind viele eisgekühlte Getränke. Wenn das Kind nicht essen oder trinken will, hilft vielleicht einer der Vorschläge, die rechts gemacht sind.

Lassen Sie das Kind mit einem Strohhalm trinken, oder geben Sie ihm einen Lernbecher mit einem Trinkschnabel.

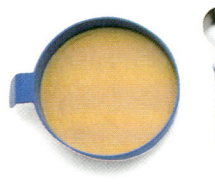

Suppen Sie sind nahrhaft und leicht zu essen, sie lassen sich häufig sogar kalt essen. Sie können alternativ im Mixer das normale Essen zu einem Brei machen.

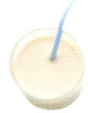

Kalte Getränke Servieren Sie die Getränke sehr kalt, vermeiden Sie aber säurehaltige Obstsäfte.

Eiscreme Diese ist bei Kindern immer beliebt und jetzt besonders angenehm.

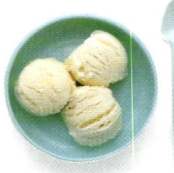

Wasser

Käse Wenn das Kind eine Mahlzeit mit Käse beendet und danach etwas Wasser trinkt, können Sie schon einmal auf das Zähneputzen verzichten.

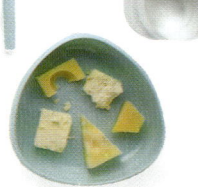

Soor

Was ist das?
Soor ist eine relativ harmlose Infektion, die durch einen Pilz hervorgerufen wird. Dieser Pilz lebt im Mund und im Darm. Normalerweise wird er von anderen Bakterien unter Kontrolle gehalten. Manchmal, beispielsweise nach einer Krankheit, gerät er aber außer Kontrolle. Der Pilz breitet sich dann aus und kann Infektionen überall im Magen-Darm-Trakt hervorrufen. Am häufigsten befällt er aber den Mund.

SYMPTOME
▶ Unlust zu essen wegen Entzündung im Mund;
▶ hellgelbe oder weiße Flecken auf der Zunge, den Mundschleimhäuten und am Gaumen, die sich nicht einfach wegwischen lassen;
▶ bei Babys Ausschlag am Po, der wie Windelausschlag aussieht.

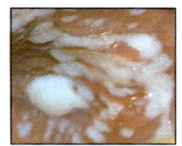

RUFEN SIE DEN ARZT
Wenden Sie sich baldmöglichst an Ihren Arzt, wenn Sie meinen, daß Ihr Kind Soor hat.

Was können Sie tun?
1 Versuchen Sie die Flecken im Mund des Kindes mit einem sauberen Taschentuch wegzuwischen, falls sie sich nicht mühelos wegwischen lassen, hat das Kind wahrscheinlich Soor. Wischen Sie nicht zu stark, Sie würden sonst wunde Stellen hinterlassen.

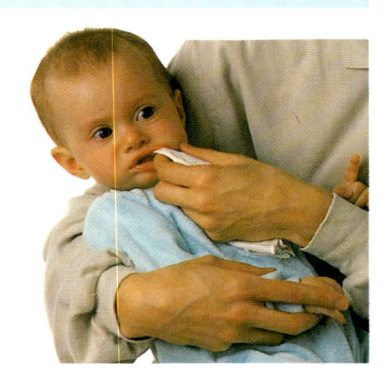

2 Geben Sie dem Kind etwas, das es leicht essen kann (siehe oben). Verzichten Sie auf stark gewürzte Speisen. Lassen Sie das Kind Joghurt ohne Früchte und Zuckerzusatz essen.

3 Achten Sie beim Stillen besonders auf die Hygiene und Pflege der Brustwarzen, damit diese nicht infiziert werden. Waschen Sie sie nach jeder Stillmahlzeit mit klarem Wasser, ohne Seife. Wenn sich die Warzen entzünden und weiße Flecken sichtbar werden, sollten Sie sich an den Arzt wenden.

Was wird der Arzt tun?
Der Arzt wird eine Medizin (Antimykotikum) verschreiben, die Sie dem Kind auf die befallenen Stellen im Mund träufeln.

Infektionen des Rachens

Halsschmerzen treten bei allen Kindern auf. Häufig sind sie eine Begleiterscheinung einer anderen Krankheit. Meist klingen die Schmerzen nach wenigen Tagen wieder ab. Manchmal werden die Mandeln infiziert. Dies ist mit Fieber verbunden und kann zu sehr starken Beschwerden beim Schlucken führen.

■ RUFEN SIE DEN ARZT ■

Wenden Sie sich baldmöglichst an Ihren Arzt, wenn das Kind so starke Halsschmerzen hat, daß es nicht mehr richtig schlucken kann; sich zusätzlich krank fühlt und Fieber oder einen Ausschlag hat; entzündete Mandeln hat; nicht gegen Diphtherie geimpft wurde.

Halsschmerzen

Was ist das?
Halsschmerzen sind normalerweise Anzeichen für eine Infektion des Rachens und der Atemwege. Sie können Begleiterscheinung einer Erkältung oder Grippe (siehe S. 27) sein. Sie können aber auch erste Symptome von Röteln oder Mumps (siehe S. 29 und 32) sein. Kinder neigen als Folge von Halsschmerzen zu Ohrenschmerzen (siehe S. 36).

■ SYMPTOME ■

- Wegen der Schluckbeschwerden, Abneigung zu essen;
- geröteter Hals;
- Ohrenschmerzen (siehe S. 36);
- leicht erhöhte Temperatur;
- geschwollene Drüsen;
- bei jungen Kindern Bauchschmerzen.

Was können Sie tun?
1 Bitten Sie das Kind, den Mund weit zu öffnen, untersuchen Sie ihm den Hals (siehe S. 15), verwenden Sie dabei eine Taschenlampe. Bei einer Infektion sieht der Hals gerötet und wund aus.

2 Tasten Sie vorsichtig mit Ihren Fingern beide Seiten das Halses ab, und fühlen Sie, ob die Drüsen geschwollen sind.

3 Geben Sie dem Kind viel Kaltes zu trinken. Pürieren Sie das Essen oder geben Sie Suppen, falls es Schluckbeschwerden hat. Kalte Speisen (beispielsweise Eiscreme oder Joghurt mit Früchten) kann das Kind leichter essen als warme.

4 Messen Sie die Körpertemperatur des Kindes.

Was wird der Arzt tun?
Der Arzt wird das Kind untersuchen, um die Ursache der Halsschmerzen festzustellen. Leichte Halsschmerzen müssen nicht mit Medikamenten behandelt werden. Hat das Kind aber eine bakterielle Infektion, dann ist die Einnahme eines antibiotischen Medikaments notwendig.

Mandelentzündung

■ SYMPTOME ■

- Starke Rötung im Hals;
- vergrößerte Mandeln, eventuell von gelben Flecken bedeckt;
- Fieber über 38 °C;
- geschwollene Drüsen am Hals;
- unangenehmer Mundgeruch;
- Schluckbeschwerden.

Was ist das?
Mandelentzündung (Tonsillitis) ist eine Infektion der Mandeln. Die Mandeln sind Drüsen auf beiden Seiten des Rachens, die Bakterien abfangen und unschädlich machen, dabei können sie selbst infiziert werden.

Was können Sie tun?
1 Untersuchen Sie die Mandeln und die Drüsen des Kindes. Bei einer Infektion sind die Mandeln vergrößert, gerötet und mit gelben Flecken bedeckt.

2 Messen Sie die Temperatur des Kindes, und ergreifen Sie, falls nötig, Maßnahmen (siehe S. 20).

3 Geben Sie dem Kind viel zu trinken, besonders wenn es Fieber hat. Die Getränke sollten gekühlt sein. Das Essen sollten Sie pürieren.

Was wird der Arzt tun?
Der Arzt wird den Rachenraum gründlich untersuchen. Dabei kann er einen Abstrich machen, um zu klären, wodurch die Infektion verursacht wurde. Ist die Infektion bakteriell bedingt, wird er dem Kind ein Antibiotikum verschreiben. Hat das Kind häufiger starke Mandelentzündungen, wird der Arzt zu einer Operation raten, bei der die Mandeln entfernt werden. Allerdings wird dies kaum vor dem 4. Lebensjahr gemacht.

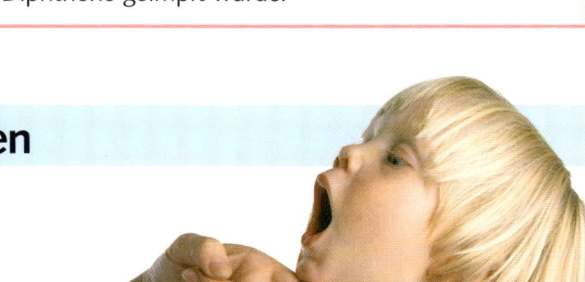

Husten und Erkrankungen der Atemwege

Bei kleinen Kindern ist Husten meist eine Begleiterscheinung von Erkältungen und Grippe (siehe S. 27). Bei dem Husten handelt es sich dann um einen trockenen Reizhusten. Der Husten kann aber auch ein Symptom einer Atemwegsinfektion sein (siehe diese und die folgenden Seiten). Bei einem starken und andauernden Husten kann es sich auch um Keuchhusten handeln.

Bei einer Infektion der Atemwege treten neben Husten weitere Symptome auf. Das Kind kann keuchend oder geräuschvoll atmen, es kann schleimigen Auswurf beim Husten haben. Allerdings sind bei Babys Geräusche beim Atmen nichts Ungewöhnliches, besonders wenn bei einer Erkältung die Luftwege angeschwollen sind. Dieses Symptom allein weist deshalb noch nicht auf eine Infektion. Manchmal entwickeln sich Atemwegsinfektionen auch als Komplikation bei anderen Krankheiten, wie Masern oder Keuchhusten.

NOTSIGNALE

Wenden Sie sich sofort an einen Notarzt, wenn
▶ sich das Gesicht, der Mund und die Zunge blau verfärben;
▶ das Kind schnell atmet;
▶ das Kind mit sehr lauten Geräuschen atmet;
▶ sich der Zustand des Kindes plötzlich deutlich verschlechtert;
▶ das Kind benommen ist;
▶ das Kind nicht in der Lage ist zu sprechen oder Geräusche wie gewöhnlich zu machen.

HÄUFIGE INFEKTIONEN DER ATEMWEGE

Babys, die jünger als ein Jahr alt sind, oder Kinder, die an einer chronischen Krankheit wie Asthma (siehe S. 42) leiden, neigen zu Atemwegsinfektionen. Ebenso sind Kinder, die Raucher als Eltern haben, stärker gefährdet. Leidet Ihr Kind häufiger an Infektionen der Atemwege, so sollten Sie den Arzt bitten, eine gründliche Generaluntersuchung zu machen, um der Ursache auf die Spur zu kommen.

Die Atmung

Beim Einatmen wird die Luft durch die Luftröhre und die Bronchien in die Lungen geführt, wo die Übergabe des Luftsauerstoffs an den Blutkreislauf erfolgt. Das Blut versorgt mit diesem Sauerstoff die Körperorgane.

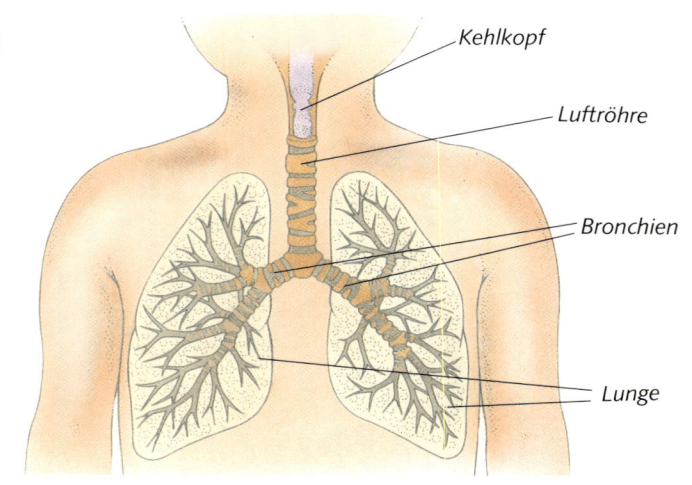

Kehlkopf
Luftröhre
Bronchien
Lunge

Krupp

Was ist das?
Krupp ist eine Entzündung des Kehlkopfs, die dabei entstehende Schwellung führt zu Atemschwierigkeiten. Kruppanfälle treten gewöhnlich nachts auf, sie dauern bis zu zwei Stunden.

SYMPTOME
▶ Atemschwierigkeiten;
▶ die Atmung ist laut und keuchend;
▶ bellender Husten;
▶ graublau anlaufendes Gesicht.

Was können Sie tun?
1 Bleiben Sie gefaßt, und versuchen Sie das Kind zu beruhigen. Das Kind hat Angst, gerät es in Panik, dann fällt ihm das Atmen noch schwerer.

2 Feuchten Sie die Luft stark an, lassen Sie einen Wasserkessel in der Küche stark kochen, oder gehen Sie ins Bad und lassen das heiße Wasser aus dem Hahn laufen. Die feuchte Luft beruhigt die Atemwege des Kindes.

3 Setzen Sie das Kind aufrecht gegen mehrere Kissen, oder nehmen Sie es auf Ihren Schoß. Es kann in einer sitzenden Position besser atmen.

RUFEN SIE DEN ARZT

Wenden Sie sich sofort an Ihren Arzt, wenn Ihr Kind Atemschwierigkeiten hat oder wenn Sie glauben, es hat Krupp.

Was wird der Arzt tun?
Der Arzt wird Ihnen erklären, wie Sie sich bei einem weiteren Anfall verhalten müssen. Er wird nötigenfalls Antibiotika verschreiben, um die zugrundeliegende Infektion zu bekämpfen. Er kann Ihnen auch ein Mittel verschreiben, das bei einem weiteren Anfall dem Kind das Atmen erleichtert.

Husten

Was ist das?
Husten ist entweder die Reaktion auf eine Reizung der Luftröhre oder des Halses oder ein Symptom einer Infektion der Atemwege. Der Husten kann Schleim aus der Brust befördern und die Atemwege vom Auswurf frei machen. Mit trockenem Husten versucht sich der Körper auch von einem Fremdkörper zu befreien, der in die Luftröhre gelangt ist. Wenn ein Kind mit Erwachsenen zusammen ist, die viel rauchen, kann der Rauch zu einer Reizung der Atemwege führen und ebenfalls Husten hervorrufen. Husten ist selten eine ernste Angelegenheit, er kann aber sehr störend wirken. Manche Kinder gewöhnen sich auch das Husten an, um so Aufmerksamkeit zu erregen.

■ RUFEN SIE DEN ARZT ■

Wenden Sie sich sofort an Ihren Arzt, wenn Ihr Kind seit einer halben Stunde wesentlich schneller als gewöhnlich atmet oder wenn es mit Schwierigkeiten oder sehr laut atmet. Wenden Sie sich baldmöglichst an Ihren Arzt, wenn:
▶ Ihr Baby Husten hat und jünger als sechs Monate alt ist;
▶ Ihr Kind durch den Husten nicht schlafen kann;
▶ der Husten nach drei Tagen nicht abklingt;
▶ der Husten immer wiederkehrt.

Was wird der Arzt tun?
Der Arzt wird das Kind gründlich untersuchen und besonders auf seine Atmung achten. Hat es einen trockenen Reizhusten, wird er ihm eventuell ein Medikament verschreiben, das die Reizung mildert. Wenn das Kind wegen einer Infektion hustet, wird der Arzt ein Antibiotikum verschreiben, um die Infektion zu bekämpfen. Eventuell verschreibt er ein weiteres Mittel, um das Aushusten des Auswurfs zu unterstützen.

Was können Sie tun?
1 Wenn das Kind einen plötzlichen Hustenanfall hat, sollten Sie prüfen, ob es sich an einem kleinen Gegenstand verschluckt hat. Ist dies der Fall, sollten Sie versuchen, den Gegenstand zu entfernen, stecken Sie aber nicht Ihre Finger in den Hals des Kindes, um den Gegenstand zu erreichen (siehe S. 66).

2 Hat das Kind einen Husten mit Auswurf, sollten Sie ihm helfen, die Atemwege vom Schleim zu befreien. Legen Sie das Kind auf seinen Bauch über Ihren Schoß, wie rechts abgebildet. Klopfen Sie dem Kind mehrmals leicht auf den Rücken. Lassen Sie das Kind beim Husten den Schleim in einen Eimer spucken.

Legen Sie das Kind auf Ihren Schoß, mit dem Kopf über einen Eimer.

3 Achten Sie darauf, daß das Kind mit einem Husten nicht auskühlt. Dies könnte dazu führen, daß sich die Infektion weiter ausbreitet und die Bronchien befällt.

4 Hat das Kind trockenen Reizhusten, sollten Sie ihm vor dem Schlafengehen etwas Warmes zu trinken geben.

5 Legen Sie das Kind zum Schlafen mit dem Kopf höher als gewöhnlich, dadurch wird verhindert, daß Schleim den Hals entlangläuft. Einem Baby können Sie am Kopfende ein Kissen unter die Matratze legen.

6 Ein Husten verschlimmert sich, wenn das Kind mit Rauchern zusammen ist. Lassen Sie niemand in der Nähe des Kindes rauchen, und halten Sie es von verrauchten Räumen fern.

7 Geben Sie dem Kind keine Hustenmedizin, es sei denn, der Arzt hat dies ausdrücklich empfohlen.

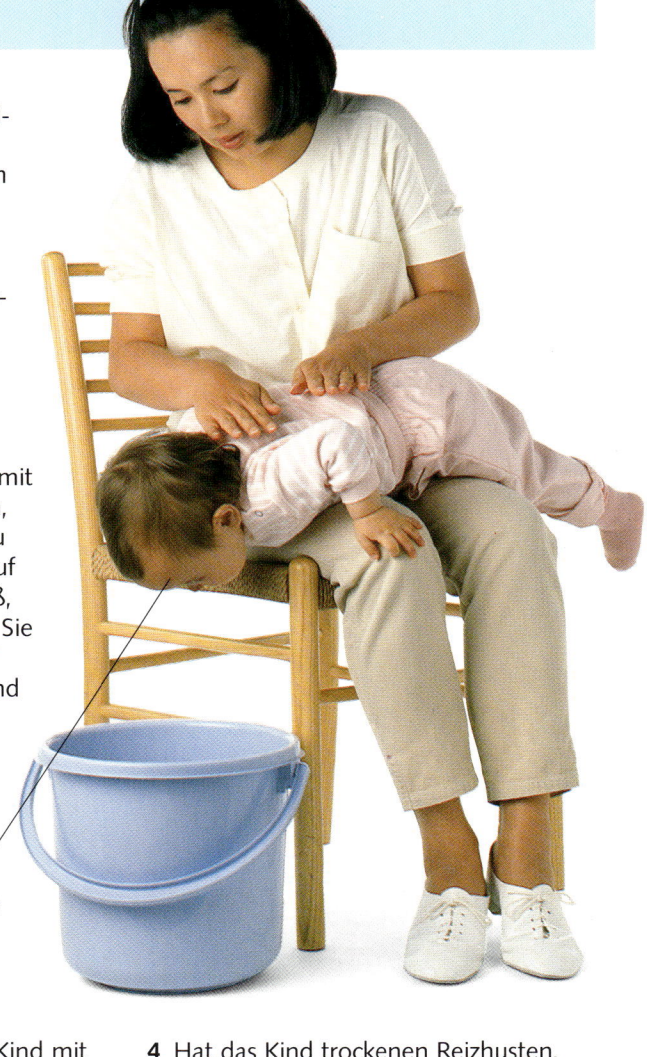

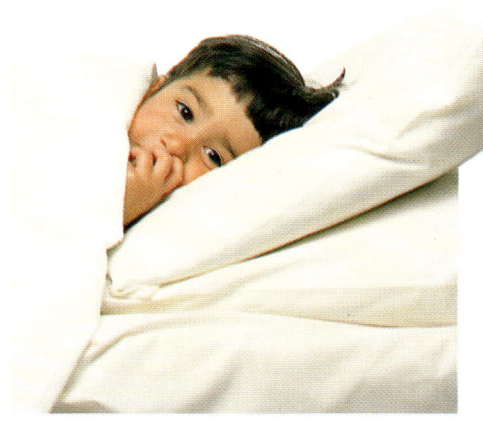

Bronchitis

Was ist das?
Bronchitis ist eine Entzündung der Schleimhäute der größeren Atemwege, die in die Lunge führen. Die Krankheit kann eine Folge einer Infektion der oberen Atemwege sein (Erkältung, Grippe, Halsschmerzen), die sich weiter ausgebreitet hat. Das Kind wird sich nicht unbedingt sehr krank fühlen, nachts kann es wegen seines Hustens Schlafstörungen haben.

SYMPTOME
- Rasselnder Husten;
- leichtes Keuchen;
- erhöhte Temperatur;
- triefende Nase.

Was können Sie tun?
1 Helfen Sie dem Kind dabei, während des Hustens den Schleim abzusondern. Legen Sie es mit dem Kopf nach unten über Ihren Schoß, und klopfen Sie ihm rhythmisch auf den Rücken (siehe S. 41).

2 Messen Sie die Temperatur des Kindes (siehe S. 19). Falls notwendig, können Sie das Fieber mit der empfohlenen Dosis Paracetamol senken. Geben Sie ihm reichlich zu trinken.

3 Legen Sie unter das Kopfende der Matratze ein Kissen oder einen Keil, damit das Kind mit leicht erhöhtem Kopf schlafen kann (siehe S. 41).

4 Solange es dem Kind nicht bessergeht, sollten Sie es im Haus halten. Die Räume sollten warm sein.

RUFEN SIE DEN ARZT
Wenden Sie sich sofort an einen Notarzt, wenn Sie bei dem Kind eines der Anzeichen für Notfälle bemerken (S. 40). Wenden Sie sich baldmöglichst an Ihren Arzt, wenn Sie meinen, daß Ihr Kind Bronchitis hat. Rufen Sie ihn wieder an, wenn es dem Kind nach zwei Tagen nicht bessergeht oder das Kind grünlich-gelben Schleim aushustet.

Was wird der Arzt tun?
Der Arzt wird die Atemwege des Kindes gründlich untersuchen. Liegt eine bakterielle Infektion vor, wird der Arzt wahrscheinlich ein Antibiotikum verschreiben.

Asthma

Was ist das?
Asthma ist eine allergische Krankheit, die die kleinen Atemwege, die in die Lunge führen, verengt und dadurch das Atmen erschwert. Das dabei entstehende Erstickungsgefühl kann zu panischen Angstzuständen führen, was die Atmung noch weiter erschwert. Asthma wird häufig von anderen allergischen Krankheiten begleitet.

SYMPTOME
- Husten, besonders nachts oder nach körperlicher Anstrengung;
- Keuchen und Atemschwierigkeiten, besonders bei einer Erkältung;
- Anfälle von schwerer Atemnot;
- Erstickungsgefühl während eines Anfalls;
- bleiche, schweißnasse Haut während des Anfalls;
- bei einem schweren Anfall blaue Lippen durch Sauerstoffmangel.

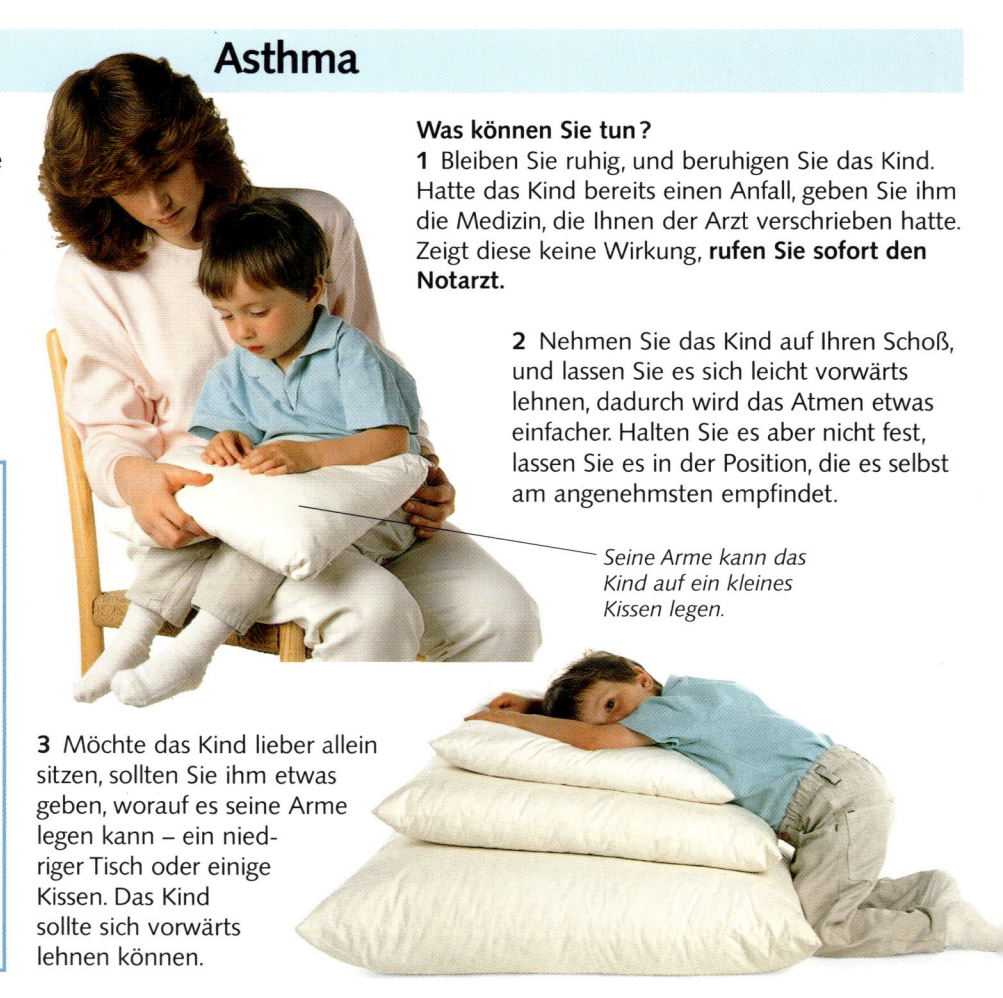

Was können Sie tun?
1 Bleiben Sie ruhig, und beruhigen Sie das Kind. Hatte das Kind bereits einen Anfall, geben Sie ihm die Medizin, die Ihnen der Arzt verschrieben hatte. Zeigt diese keine Wirkung, **rufen Sie sofort den Notarzt.**

2 Nehmen Sie das Kind auf Ihren Schoß, und lassen Sie es sich leicht vorwärts lehnen, dadurch wird das Atmen etwas einfacher. Halten Sie es aber nicht fest, lassen Sie es in der Position, die es selbst am angenehmsten empfindet.

Seine Arme kann das Kind auf ein kleines Kissen legen.

3 Möchte das Kind lieber allein sitzen, sollten Sie ihm etwas geben, worauf es seine Arme legen kann – ein niedriger Tisch oder einige Kissen. Das Kind sollte sich vorwärts lehnen können.

HUSTEN UND ERKRANKUNGEN DER ATEMWEGE

ANFÄLLEN VORBEUGEN
Versuchen Sie herauszufinden, was die Asthmaanfälle verursacht, indem Sie die Situationen beschreiben, in denen die Anfälle auftreten. Körperliche Anstrengung oder seelische Belastungen können zu Anfällen führen. Andere Auslöser sind hier abgebildet:

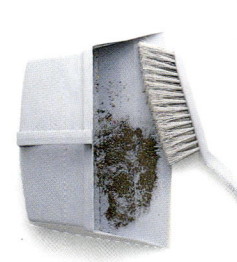

Staub Reduzieren Sie den Staub in Ihrem Haushalt. Saugen und feucht wischen ist besser als mit dem Besen kehren und mit dem Staubtuch putzen.

Tierfell Wenn Sie ein Haustier haben, sollten Sie es für einige Zeit woanders in Pflege geben, achten Sie darauf, ob das Kind weniger Anfälle hat.

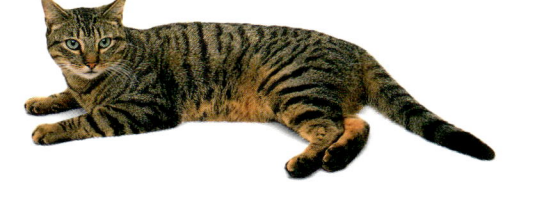

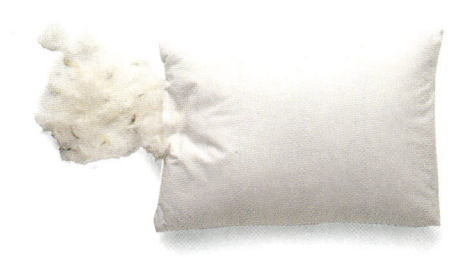

Federgefüllte Kissen und Decken Wechseln Sie auf Kissen und Decken, die mit synthetischen Materialien gefüllt sind.

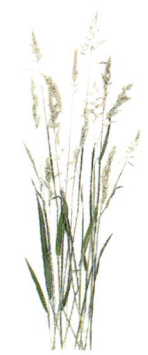

Pollen von Bäumen und Gräsern Lassen Sie das Kind nicht zwischen hohen Gräsern spielen. Behalten Sie es im Haus, wenn der entsprechende Pollenflug angesagt ist.

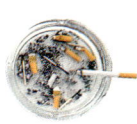

Zigarettenrauch Lassen Sie niemand in der Nähe des Kindes rauchen.

NOTSIGNALE
Wenden Sie sich sofort an einen Notarzt, wenn das Kind
▶ auf oder um die Lippen blau verfärbt ist;
▶ starke Atemnot hat;
▶ 10 Minuten, nachdem es seine Medizin bekommen hat, immer noch nicht leichter atmen kann;
▶ nicht mehr ansprechbar ist.

RUFEN SIE DEN ARZT
Wenden Sie sich sofort an Ihren Arzt, wenn das Kind einen ersten Asthmaanfall hat. Wenden Sie sich baldmöglichst an Ihren Arzt, wenn Sie meinen, daß es Asthma hat.

Was wird der Arzt tun?
Der Arzt wird ein Spray verschreiben, das bei einem Anfall das Atmen erleichtert. Bei einem schlimmen Anfall kann es nötig werden, das Kind in eine Klinik zu bringen.

Lungenentzündung

Was ist das?
Eine Lungenentzündung (Pneumonie) kann durch eine bakterielle Infektion oder durch eine Virusinfektion verursacht werden. Manchmal wird sie auch durch einen Fremdkörper ausgelöst, der in die Lunge gelangt ist (Speisereste). Bei jungen Kindern handelt es sich gewöhnlich um eine Virusinfektion, häufig als Komplikation einer Erkältung oder Grippe. Bei Babys unter einem Jahr ist eine Lungenentzündung nicht selten. Bei gutem Allgemeinzustand ist sie aber in kurzer Zeit überstanden.

Bei älteren Kindern kann die Entzündung durch ein Bakterium (Pneumococcus) ausgelöst werden. Dann kann die Lungenentzündung plötzlich und ohne Vorwarnung ausbrechen.

SYMPTOME
▶ Verschlimmerung einer Krankheit;
▶ steigende Temperatur;
▶ trockener Husten;
▶ schnelle Atmung;
▶ angestrengte, laute Atmung.

Was können Sie tun?
1 Lassen Sie das Kind mit Hilfe mehrerer Kissen im Bett aufrecht sitzen, es kann dann besser atmen. Legen Sie bei einem Baby einen Keil unter das Kopfende der Matratze.

2 Messen Sie die Temperatur des Kindes (siehe S. 19). Falls es notwendig ist, können Sie versuchen, das Fieber durch lauwarme Waschungen (siehe S. 20) zu senken.

3 Achten Sie darauf, daß das Kind genügend zu trinken bekommt, besonders wenn das Fieber hoch ist. Damit beugen Sie einer Dehydration vor.

RUFEN SIE DEN ARZT
Wenden Sie sich sofort an den Notarzt, wenn das Kind Anzeichen hat, die auf S. 40 beschrieben sind. Wenden Sie sich sofort an den Arzt, wenn Sie meinen, daß es Lungenentzündung hat.

Was wird der Arzt tun?
Der Arzt wird Ihnen sagen, wie das Kind zu pflegen ist. Ist die Infektion bakteriell, wird er Antibiotika verschreiben. In schweren Fällen ist eine Einweisung in eine Klinik notwendig.

Bauchschmerzen

Bauchschmerzen können Anzeichen für die verschiedensten Erkrankungen sein, beispielsweise für Magen-Darm-Katarrh (siehe S. 46) oder für Blasenentzündung (siehe S. 48). Die Schmerzen können aber auch Krankheiten wie Mandelentzündung oder Masern begleiten. Sehr häufig beklagen sich Kinder aber auch über Bauchschmerzen, wenn sie die tatsächliche Region der Schmerzen nicht präzise beschreiben können.

Mit Bauchschmerzen umgehen

Wodurch werden Bauchschmerzen verursacht?

Viele Kinder haben Anfälle von Bauchschmerzen, wenn sie durch irgend etwas verunsichert werden oder wenn sie verängstigt sind. Vorausgesetzt, die Schmerzen dauern nicht länger als zwei Stunden und sind nicht stark, brauchen Sie sich keine weiteren Sorgen zu machen.

Dauern stärkere Schmerzen allerdings länger an, sollten Sie sie ernst nehmen. Es könnte sich um eine Blinddarmentzündung handeln, bei der der Wurmfortsatz des Blinddarms von einer Infektion betroffen ist. Eine solche Entzündung ist bei Kindern unter drei Jahren allerdings recht unwahrscheinlich.

Wellen von starken Bauchschmerzen, die alle 15 bis 20 Minuten bei einem Baby oder einem Kleinkind auftauchen, können auf eine Blockierung des Darms hinweisen.

Was können Sie tun?

1 Messen Sie die Körpertemperatur des Kindes. Es kann eine Blinddarmentzündung haben, besonders wenn die Schmerzen stark sind und sich um den Bauchnabel konzentrieren. Geben Sie ihm keine Schmerzmittel oder Mittel, um das Fieber zu senken.

Wickeln Sie die Wärmflasche in ein Handtuch ein.

2 Wenn Sie meinen, daß das Kind eine Blinddarmentzündung hat, sollten Sie ihm weder etwas zu essen noch zu trinken geben.

3 Beruhigen Sie das Kind, bleiben Sie bei ihm, schmusen Sie mit ihm.

4 Wenn Sie meinen, daß das Kind keine Blinddarmentzündung haben kann, können Sie ihm eine Wärmflasche (nicht zu heiß!) in ein Handtuch wickeln. Lassen Sie das Kind die Flasche selbst auf dem Bauch halten.

■ NOTSIGNALE ■

Wenden Sie sich sofort an einen Notarzt, wenn das Baby bzw. Kind
▶ in Intervallen von 15 bis 20 Minuten vor Schmerzen schreit und dabei bleich im Gesicht wird;
▶ dunkelroten Stuhl hat oder Stuhl, der wie rotes Gelee aussieht;
▶ länger als drei Stunden starke Bauchschmerzen hat;
▶ starke Bauchschmerzen verbunden mit Fieber hat.

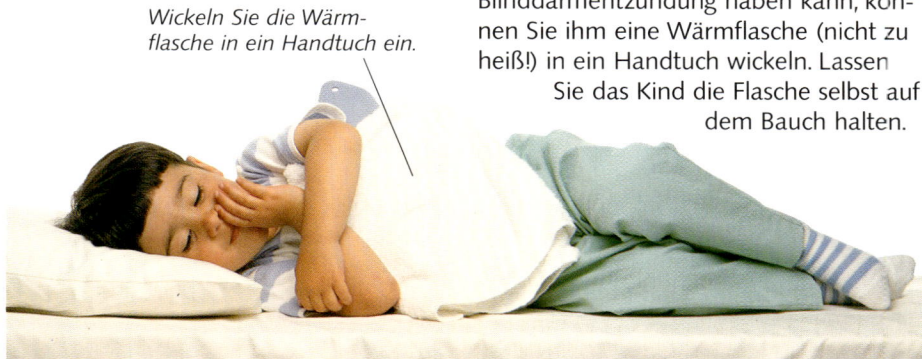

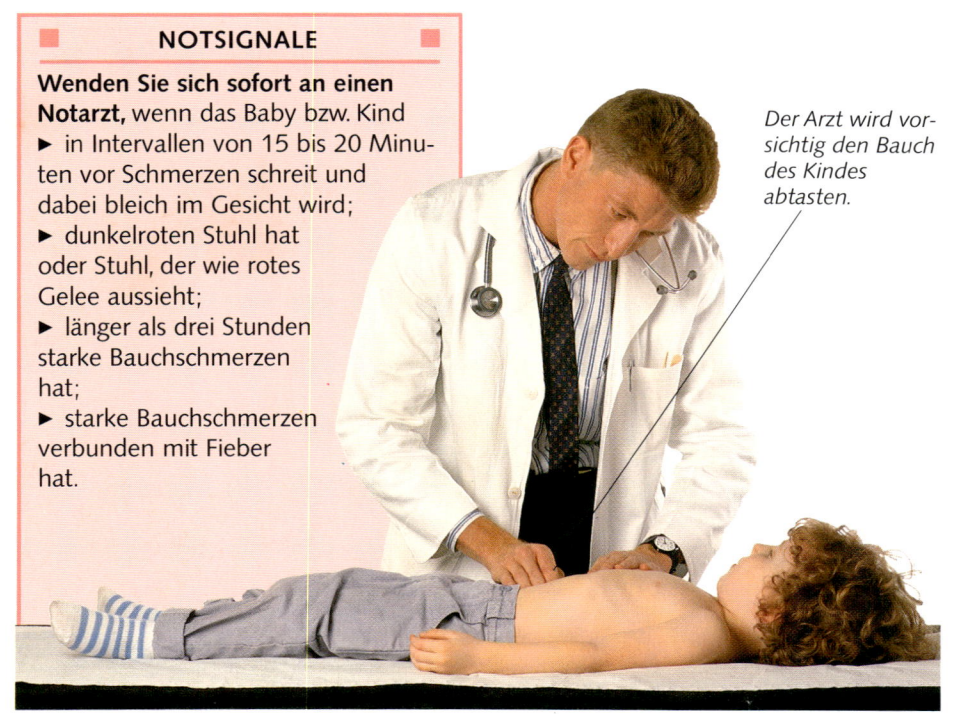

Der Arzt wird vorsichtig den Bauch des Kindes abtasten.

■ RUFEN SIE DEN ARZT ■

Wenden Sie sich sofort an Ihren Arzt, wenn das Kind
▶ weitere Symptome entwickelt;
▶ länger als drei Stunden Bauchschmerzen hat.
Wenden Sie sich an Ihren Arzt, wenn das Kind häufiger Bauchschmerzen hat.

Was wird der Arzt tun?

Der Arzt wird das Kind gründlich untersuchen, um die Ursachen der Bauchschmerzen herauszufinden. Die anschließende Behandlung hängt dann von der getroffenen Diagnose ab. Wenn der Arzt eine Blinddarmentzündung oder eine Darmblockierung vermutet, wird er das Kind umgehend in ein Krankenhaus einweisen.

Verstopfung, Erbrechen, Durchfall

Schon eine kleine Veränderung der täglichen Nahrung kann eine Verstopfung oder einen Durchfall bewirken. Fast jede Krankheit, aber auch Angstgefühle und Aufregung können von Erbrechen oder Durchfall begleitet sein. Treten diese Symptome auf, sollten Sie deshalb nach weiteren Krankheitsanzeichen suchen (siehe S. 14–15). Häufiges Erbrechen und starker Durchfall können ein Kind schnell austrocknen, dies kann lebensbedrohlich sein (siehe S. 46 und 47).

Verstopfung

Was ist das?
Bei einer Verstopfung hat ein Kind wesentlich weniger Stühle als gewöhnlich, und außerdem sind sie härter als normal. Kinder zeigen erhebliche Unterschiede hinsichtlich ihrer Stuhlgänge: Manche haben täglich zwei, andere nur einen innerhalb von zwei oder drei Tagen. Solange das Kind regelmäßige Stühle hat, brauchen Sie sich um die Abstände keine Gedanken zu machen. Babys neigen häufig zu leichter Verstopfung, wenn sie lernen, aufrecht zu sitzen oder zu krabbeln.

■ RUFEN SIE DEN ARZT ■
Wenden Sie sich baldmöglichst an Ihren Arzt, wenn
▶ sich das Kind über Schmerzen beim Stuhlgang beklagt oder weint;
▶ Sie im Stuhl oder in der Windel Blut entdecken;
▶ das Kind länger als drei Tage an Verstopfung leidet.

Was können Sie tun?
1 Machen Sie sich keine Sorgen, wenn Ihr Kind vorübergehend unter Verstopfung leidet, dies wird ihm nicht schaden. Geben Sie ihm kein Abführmittel, da dieses die normale Verdauung durcheinanderbringt. Geben Sie auch keinen Zucker in die Flasche eines Babys.

2 Geben Sie dem Kind reichlich zu trinken, besonders wenn es draußen heiß ist. Fruchtsaft kann helfen, die Verstopfung zu beheben.

3 Drängen Sie Ihr Kind nicht allzusehr zur Eile, wenn es auf seinem Töpfchen sitzt. Lassen Sie es andererseits aber auch nicht »stundenlang« dort sitzen. Wenn das Kind verstopft ist, können Sie ihm den Stuhlgang dadurch erleichtern, daß Sie seinen Anus mit etwas Vaseline eincremen.

4 Geben Sie dem Kind mehr ballaststoffreiche Lebensmittel. Diese erleichtern die Verdauung.

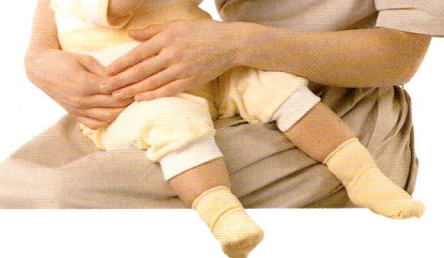

Was wird der Arzt tun?
Der Arzt wird unter Umständen ein schwaches Abführmittel verschreiben und Ihnen Hinweise zur Ernährung des Kindes geben. Vermutet der Arzt wegen des Blutes im Stuhl eine Analfissur, so wird er den After leicht eincremen, damit die Haut besser verheilt.

Ballaststoffreiche Nahrung
Sie finden auf dieser Seite einige Beispiele für Lebensmittel, die reich an Ballaststoffen sind. Am besten ist frisches Obst und Gemüse. Waschen Sie dieses gründlich, entfernen Sie schlechte Stellen, Kerne und Stiele. Für ein Baby unter acht Monaten sollten Sie die Lebensmittel pürieren.

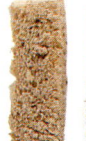

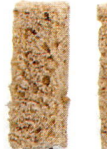

Vollkornbrot

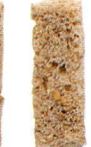

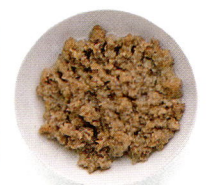

Vollkornflocken

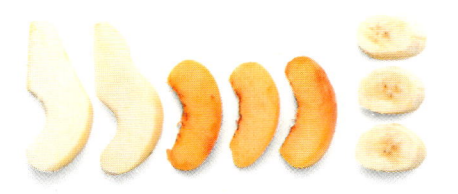

Frisches Obst Bieten Sie dem Kind eine Vielfalt frischer Früchte an, beispielsweise Birnen, Pfirsiche oder Bananen.

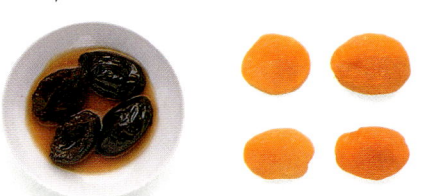

Getrocknete Früchte Pflaumen und Aprikosen sind für kleine Kinder ideal.

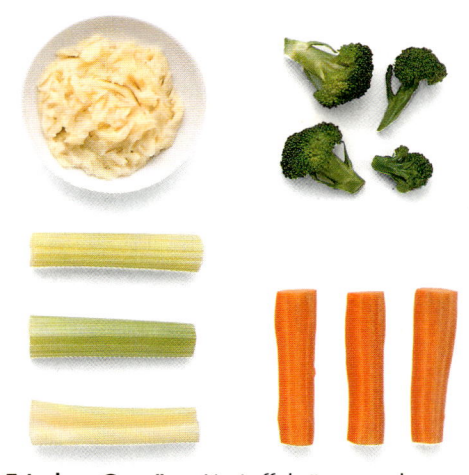

Frisches Gemüse Kartoffelpüree und Brokkoli sind reich an Ballaststoffen. Karotten werden roh gegessen.

Erbrechen

Was ist das?
Wenn sich das Kind erbricht, würgt es fast den gesamten Inhalt seines Magens hervor. Davon zu unterscheiden ist das Spucken sehr junger Babys, die nach dem Füttern etwas von der soeben getrunkenen Milch hervorbringen. Dies ist kein Erbrechen.

> **■ RUFEN SIE DEN ARZT ■**
>
> **Wenden Sie sich sofort an Ihren Arzt,** wenn:
> ▶ sich das Kind häufig erbricht und ungewöhnlich benommen wirkt;
> ▶ das Erbrochene grünlich gefärbt ist;
> ▶ es Zeichen von Dehydration zeigt.

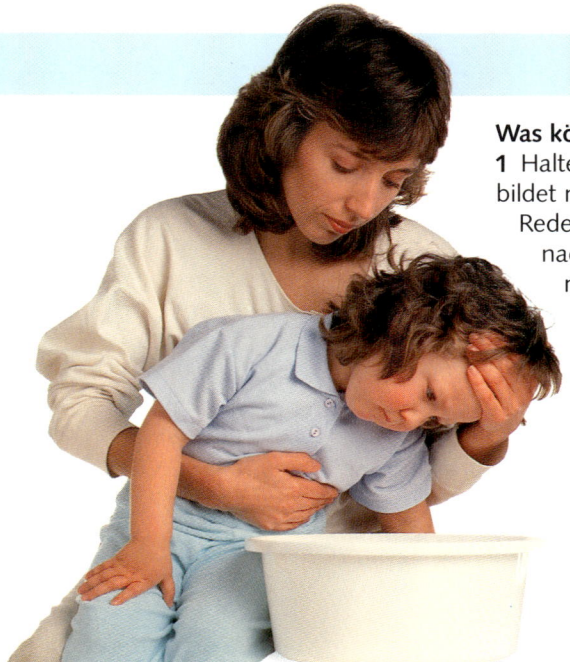

Was können Sie tun?
1 Halten Sie das Kind so wie links abgebildet mit dem Kopf über eine Schüssel. Reden Sie ihm gut zu. Säubern Sie nach dem Erbrechen seinen Mund mit Wasser.

2 Achten Sie darauf, daß das Kind genügend trinkt. Es benötigt einen bis eineinhalb Liter pro Tag. Machen Sie eine Traubenzuckerlösung (siehe unten), und geben Sie ihm stündlich davon ein wenig. Wenn ein Baby nicht die Flasche will, versuchen Sie ihm Getränke mit dem Teelöffel zu geben.

> **DEHYDRATION ERKENNEN UND BEHANDELN**
>
> Ihr Kind kann zuviel Flüssigkeit verloren haben, wenn es eines oder mehrere der folgenden Symptome zeigt:
> ▶ trockener Mund und trockene Lippen;
> ▶ dunkler, konzentrierter Urin;
> ▶ länger als sechs Stunden kein Urin;
> ▶ eingesunkene Augen;
> ▶ eingesunkene Fontanelle;
> ▶ ungewöhnliche Benommenheit.
>
> Ist Ihr Kind dehydriert oder besteht eine solche Gefahr, geben Sie ihm eine Traubenzuckerlösung zu trinken. Lösen Sie in einem halben Liter (abgekochtem) Wasser vier Teelöffel Traubenzucker und einen halben Teelöffel Salz. In der Apotheke erhalten Sie aber auch ein entsprechendes Dehydrationsmittel.

Was wird der Arzt tun?
Der Arzt wird das Kind zunächst untersuchen, um festzustellen, was die Ursache des Erbrechens sein könnte. Entsprechend der Diagnose wird er es behandeln. Zeigt das Kind Anzeichen von Dehydration, wird er ein Dehydrationsmittel verschreiben. In schweren Fällen wird er eine sofortige Einweisung in eine Klinik veranlassen. Dort erhält das Kind Flüssigkeit über einen Tropf.

Magen-Darm-Katarrh

Was ist das?
Ein Magen-Darm-Katarrh (auch: Gastroenteritis) ist eine Entzündung des Magens und des Darms. Bei kleinen Kindern ist ein solcher Katarrh sehr ernst, da er zur schnellen Austrocknung führen kann. Bei Kindern, die älter als zwei Jahre sind, ist ein leichter Katarrh ungefährlich.

> **■ SYMPTOME ■**
> ▶ Übelkeit und Erbrechen;
> ▶ Durchfall;
> ▶ Appetitmangel;
> ▶ erhöhte Temperatur.

Was können Sie tun?
1 Achten Sie darauf, daß das Kind täglich einen bis eineinhalb Liter Flüssigkeit aufnimmt.

2 Geben Sie dem Kind nichts zu essen, bis es sich nicht mehr erbricht. Geben Sie dann eine leichte Kost. Einem Baby geben Sie anschließend verdünnte Nahrung (siehe S. 11).

3 Hat das Kind Fieber, ergreifen Sie Maßnahmen zur Fiebersenkung.

4 Ist das Kind gerade den Windeln entwachsen, ist es ratsam, ihm für kurze Zeit wieder Windeln anzulegen.

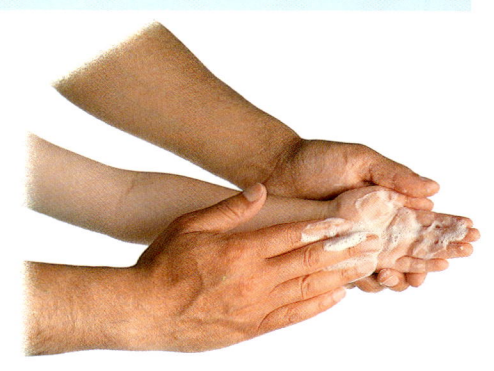

5 Achten Sie darauf, daß sich das Kind gründlich die Hände wäscht. Waschen auch Sie nach dem Wickeln und vor der Zubereitung des Essens Ihre Hände. Sterilisieren Sie Flasche, Nuckel und die weiteren Eßutensilien gründlich.

RUFEN SIE DEN ARZT

Wenden Sie sich sofort an Ihren Arzt, wenn das Kind:
▶ jünger als zwei Jahre ist und einen Magen-Darm-Katarrh hat;
▶ älter als zwei Jahre ist und die entsprechenden Symptome länger als zwei Tage zeigt.

Was wird der Arzt tun?
Der Arzt wird wahrscheinlich ein Dehydrationsmittel verschreiben und empfehlen, dem Kind nur flüssige Nahrung zu geben. Er wird eventuell Stuhl und Urin untersuchen.

Frage & Antwort

Wie kann man einem Magen-Darm-Katarrh vorbeugen?
Solange ein Baby Milch aus der Flasche trinkt, sollten Sie peinlichst auf Hygiene achten. Sterilisieren Sie sorgfältig seine gesamte Ausrüstung. Bewahren Sie fertig angemischte Flaschen immer im Kühlschrank auf.
Achten Sie auch später bei der Nahrungszubereitung auf die Hygiene. Essensreste sollten Sie nicht länger als zwei Tage im Kühlschrank aufbewahren. Achten Sie beim Wiederaufwärmen darauf, daß die Speisen gekocht werden, um Bakterien abzutöten.
Waschen Sie Teller und Besteck gründlich ab. Lassen Sie sie besser auf Küchenpapier abtropfen, als daß Sie sie mit dem Handtuch abtrocknen.
Wollen Sie mit einem Baby oder einem Kleinkind ins Ausland fahren, so sollten Sie darüber mit Ihrem Arzt sprechen. Er wird Sie hinsichtlich der Vorsichtsmaßnahmen beim Essen (besonders Wasser, Obst, Salat) aufklären.

Durchfall

Was ist das?
Beim Durchfall hat das Kind häufige Stuhlgänge, die wäßrig sind. Dies ist das Zeichen einer Reizung des Darms, die bewirkt, daß sich der Darm häufiger als gewöhnlich zusammenzieht und die Nahrung beschleunigt abführt.

RUFEN SIE DEN ARZT

Wenden Sie sich sofort an Ihren Arzt, wenn das Kind
▶ länger als sechs Stunden Durchfall hat;
▶ Blut im Stuhl hat;
▶ Anzeichen von Dehydration (siehe links) zeigt.

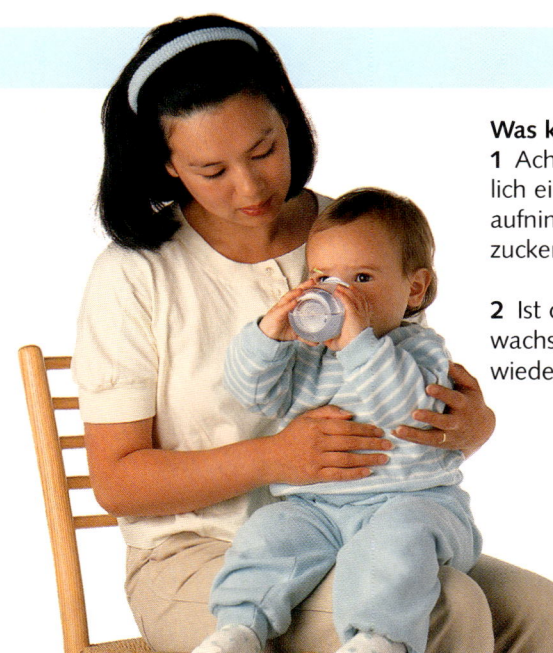

Was können Sie tun?
1 Achten Sie darauf, daß das Kind täglich einen bis eineinhalb Liter Flüssigkeit aufnimmt. Am besten ist ein Traubenzuckergetränk (siehe links).

2 Ist das Kind gerade den Windeln entwachsen, ist es ratsam, ihm für kurze Zeit wieder Windeln anzulegen.

3 Achten Sie darauf, daß sich das Kind nach der Toilette und vor dem Essen gründlich die Hände wäscht. Waschen auch Sie nach dem Wickeln und vor der Zubereitung des Essens Ihre Hände.

UNGEWÖHNLICHE STUHLGÄNGE

Wenn sich die Farbe des Stuhls verändert, so liegt dies gewöhnlich daran, daß das Kind eine andere Kost bekommt. Überprüfen Sie deshalb zunächst, ob das Kind etwas Ungewöhnliches gegessen hat. Manchmal wird die Farbveränderung aber auch durch eine Krankheit bewirkt.
▶ Das Kind hat helle, feste und übelriechende Stühle, die auf dem Wasser schwimmen, wenn Sie sie wegzuspülen versuchen. Dies könnte auf eine Eiweißunverträglichkeit des Kindes hindeuten (Zoeliakie).
Wenden Sie sich an Ihren Arzt.
▶ Saure Stühle mit Schaum können darauf deuten, daß das Kind die Milch nicht richtig verdauen kann. Wenden Sie sich an Ihren Arzt.

Was wird der Arzt tun?
Der Arzt wird das Kind zunächst untersuchen, um festzustellen, was die Ursache des Durchfalls sein könnte. Entsprechend der Diagnose wird er es behandeln. Zeigt das Kind Anzeichen von Dehydration, wird er ein Dehydrationsmittel verschreiben. In schweren Fällen wird er eine sofortige Einweisung in eine Klinik veranlassen. Dort erhält das Kind Flüssigkeit über einen Tropf.

Blase, Nieren, Genitalien

Die meisten Blasenkrankheiten entstehen dadurch, daß Bakterien über die Harnröhre in die Blase gelangen (siehe Abb.). Bei jungen Kindern sind solche Infektionen nicht ungewöhnlich und meist recht harmlos. Manche Kinder werden mit geringen Abnormalitäten der Harnwege geboren, was sie für solche Infektionen besonders empfänglich macht. Bei Babys und Kleinkindern kommen häufig auch leichte Entzündungen der Genitalien vor.

Die Harnwege
Ihr Kind hat zwei Nieren, die das Blut filtrieren. Das gereinigte Blut kehrt in den Blutkreislauf zurück, die abgeschiedene Flüssigkeit, der Urin, wird in die Blase weitergeleitet, dort gesammelt und später über die Harnröhre ausgeschieden.

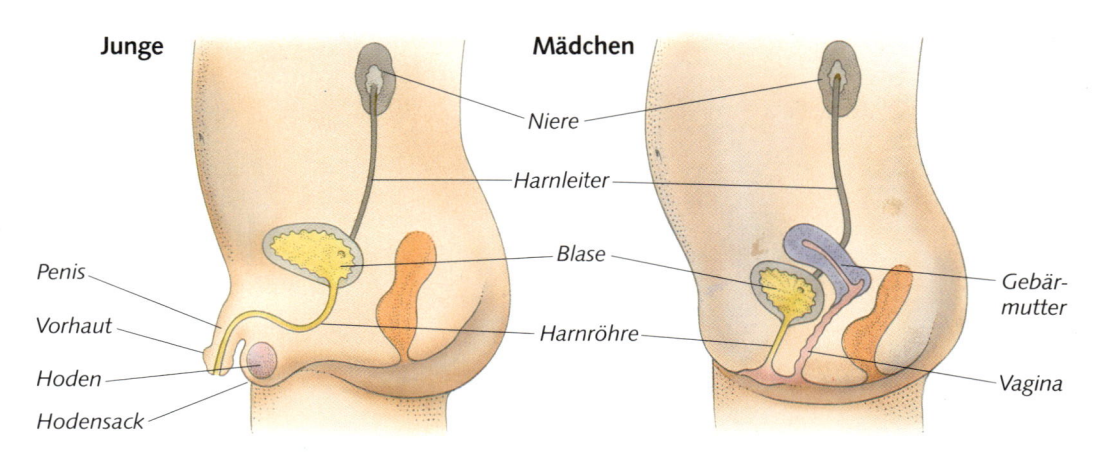

Junge: Penis, Vorhaut, Hoden, Hodensack

Mädchen: Gebärmutter, Vagina

Niere, Harnleiter, Blase, Harnröhre

Harnwegeinfektion

Was ist das?
Jeder Teil der Harnwege – die Nieren, die Blase, die Verbindungen – kann durch Bakterien infiziert werden. Bei Mädchen können solche Krankheiten leichter auftreten, da ihre Harnröhre kürzer ist als bei Jungen. Außerdem ist die Mündung näher am Anus, was die Übertragung von Bakterien erleichtert.

Was können Sie tun?
1 Fühlt sich Ihr Kind nicht wohl, sollten Sie den Urin überprüfen. Achten Sie darauf, ob das Kind häufiger als gewöhnlich uriniert und ob es dabei Schmerzen hat. Trägt das Kind noch Windeln, dann werden Sie die Häufigkeit des Urinierens nicht feststellen können. Aber Sie können auf Verfärbungen und den Geruch des Urins achten.

2 Achten Sie darauf, daß das Kind viel trinkt, um die Nieren »durchzuspülen«.

3 Messen Sie die Temperatur des Kindes. Hat es Fieber, sollten Sie Maßnahmen zur Senkung unternehmen.

SYMPTOME
▶ Ungewöhnlich häufiges Urinieren;
▶ Schmerzen beim Urinieren;
▶ rosa, roter oder trüber Urin;
▶ Änderungen im Uringeruch;
▶ erhöhte Temperatur;
▶ Teilnahmslosigkeit;
▶ Appetitmangel;
▶ Bauchschmerzen.

RUFEN SIE DEN ARZT
Wenden Sie sich baldmöglichst an Ihren Arzt, wenn Sie meinen, daß Ihr Kind eine Infektion der Harnwege hat.

Was wird der Arzt tun?
Der Arzt wird das Kind untersuchen und dabei wahrscheinlich eine Urinprobe nehmen. Er wird ein Antibiotikum verschreiben.

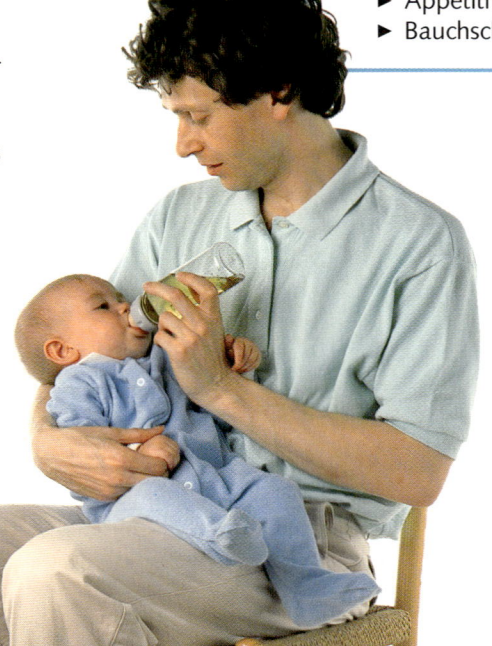

Genitalerkrankungen bei Mädchen

Was kann passieren?
Ein Mädchen kann Probleme mit seiner Vagina haben in der Folge eines Windelausschlags (siehe S. 8), durch eine Infektion wie beispielsweise Soor (siehe S. 38) oder durch Würmer (siehe S. 56). Hat Ihre Tochter einen blutigen oder stark riechenden Vaginalausfluß, kann dies darauf hindeuten, daß sie sich etwas in die Vagina eingeführt hat. Neugeborene Mädchen haben häufig einige Tage lang einen weißen oder blutigen Ausfluß. Darüber brauchen Sie sich keine Gedanken zu machen.

Was können Sie tun?
1 Ist der Po Ihrer Tochter gerötet oder entzündet, sollten Sie keine Seife beim Säubern verwenden – benutzen Sie klares Wasser. Wischen Sie immer von vorn nach hinten, so daß keine Bakterien vom After zur Vagina gelangen können.

2 Ziehen Sie über die Windeln keine Plastikhöschen. Sie verhindern, daß Luft zum Po gelangt. Trägt das Kind keine Windeln mehr, geben Sie dem Kind Unterhosen aus Naturfasern.

3 Wenn Ihre Tochter vaginalen Ausfluß hat, sollten Sie überprüfen, ob sie sich etwas in die Vagina gesteckt hat. Ist dies der Fall, sollten Sie sich baldmöglichst an Ihren Arzt wenden.

Was wird der Arzt tun?
Der Arzt wird Ihre Tochter untersuchen und eine Probe vom Ausfluß nehmen. Hat sie sich etwas in die Vagina gesteckt, wird er den Gegenstand vorsichtig entfernen. Bei einer Infektion wird er Antibiotika verschreiben, die oral genommen werden, oder eine Salbe, die auf die betroffenen Regionen aufgetragen wird.

■ SYMPTOME ■
- Entzündung oder Jucken in oder um die Vagina;
- Rötung um die Vagina;
- vaginaler Ausfluß.

■ RUFEN SIE DEN ARZT ■
Wenden Sie sich baldmöglichst an Ihren Arzt, wenn Ihre Tochter
- Ausfluß aus der Vagina hat;
- nach zwei Behandlungstagen immer noch die ursprünglichen Symptome zeigt;
- etwas in ihre Vagina gesteckt hat.

Genitalerkrankungen bei Jungen

Was kann passieren?
Die Vorhaut, die die Spitze des Penis bedeckt, kann sich in der Folge eines Windelausschlags entzünden (siehe S. 8).

Tritt in der Leiste oder im Hodensack eine Schwellung auf, dann kann dies Anzeichen eines Leistenbruchs sein, bei dem sich Teile des Darms durch eine Öffnung in der Bauchdecke schieben.

Was können Sie tun?
Hat sich die Vorhaut Ihres Jungen entzündet, sollten Sie sie ohne Seife, nur mit klarem Wasser waschen und sorgfältig abtrocknen, bei jedem Wechsel der Windeln, mindestens einmal pro Tag.

Wie können Sie einer Entzündung der Vorhaut vorbeugen?
Versuchen Sie nicht, die Vorhaut Ihres Sohnes zurückzuziehen. Dies ist erst möglich, wenn er etwa vier Jahre alt ist. Versuchen Sie es trotzdem, so tragen Sie zu einer Entzündung der Vorhaut bei!

■ SYMPTOME ■
Vorhautentzündung
- Rote, geschwollene Penisspitze;
- Eiterabsonderung an der Spitze.

Leistenbruch
- Weiche, schmerzlose Vorwölbung in der Leiste oder am Hodensack, die verschwinden kann, wenn sich der Junge hinlegt, die größer wird, wenn er hustet, niest oder schreit.

Was wird der Arzt tun?
Hat sich die Vorhaut Ihres Sohnes entzündet, wird der Arzt eine antibiotische Salbe verschreiben. Hat Ihr Sohn einen Leistenbruch, dann braucht er keine Behandlung, es sei denn, daß sich die Ausbuchtung hart anfühlt oder daß sie nicht verschwindet, wenn sich der Junge hinlegt. In diesen Fällen wird der Sohn im Krankenhaus operiert.

■ RUFEN SIE DEN ARZT ■
Wenden Sie sich baldmöglichst an Ihren Arzt, wenn:
- die Vorhaut Ihres Jungen rot oder entzündet aussieht, oder wenn er dort Absonderungen hat;
- sich der Leistenbruch Ihres Sohnes verändert oder wenn er hart wird.

Wenden Sie sich an Ihren Arzt, wenn Sie meinen, daß Ihr Sohn einen Leistenbruch hat.

BESCHNEIDUNG
Bei einer Beschneidung wird die Vorhaut entfernt. Sie ist normalerweise aus gesundheitlichen Gründen nicht notwendig. Besonders aus religiösen Überzeugungen werden aber trotzdem Jungen in vielen Kulturen beschnitten.

Hauterkrankungen

Die meisten Kinder leiden an irgendeiner leichten Erkrankung der Haut. Die meisten verschwinden von allein, andere müssen schnell behandelt werden. Hat Ihr Kind einen Ausschlag als Begleitung anderer Symptome, so liegt wahrscheinlich eine Infektionskrankheit vor.

SCHNELLDIAGNOSE
Ein oder mehrere rote Flecken oder Ausschlag, siehe »Flecken und Furunkel«, »Nesselsucht«, »Hitzeausschlag« (unten und gegenüber), »Kleine Bisse und Stiche« (S. 76) oder – falls trocken und schuppig – »Ekzeme« (S. 52).
Rauhe, rissige Haut, auf oder um die Lippen, auf den Wangen oder an den Händen, siehe »Rissige Haut« (S. 53).
Kleine Bläschen, verkrustete Flecken um den Mund, siehe »Bläschenflechte« oder »Grindflechte« (S. 54 und 55).
Harte Beulen auf der Haut, gewöhnlich an den Händen oder Füßen, siehe »Warzen« (S. 54).
Kopfjucken, siehe »Läuse und Nissen« (S. 56).
Starkes Jucken um den After, siehe »Fadenwürmer« (S. 56).

MIT DEM JUCKEN UMGEHEN
Viele Hauterkrankungen sind von Juckreiz begleitet. Durch Kratzen kann die Haut infiziert werden, deshalb ist es wichtig, den Juckreiz zu lindern.
▶ Ziehen Sie dem Kind Baumwollbekleidung an, diese reizt die Haut weniger als Kunstfasern oder Wolle.
▶ Tupfen Sie die Haut vorsichtig mit Watte ab, die Sie zuvor mit Calamine-Lotion getränkt haben.
▶ Geben Sie Natriumbikarbonat ins Badewasser.
▶ Ziehen Sie dem Kind nachts leichte Baumwollhandschuhe an.

Flecken und Furunkel

Was ist das?
Flecken sind kleine gerötete Schwellungen, gewöhnlich auf dem Gesicht. Furunkel sind größere rote Pusteln, die durch eine Infektion entstanden sind. Sie sind schmerzhaft und entwickeln im Zentrum eine eitrige Stelle. Sie treten häufig im Gesicht und an Druckstellen auf, können aber überall am Körper entstehen.

Furunkel sind nichts Ernstes, sie können aber über einem Knochen sehr schmerzhaft sein.

SYMPTOME
Flecken
▶ Kleine, gerötete, schmerzlose Schwellungen.

Furunkel
▶ Schmerzhafte rote Pusteln, die allmählich größer werden;
▶ nach zwei Tagen erscheint weißes oder gelbes Zentrum, mit Eiter gefüllt.

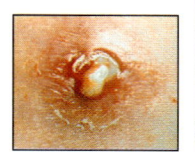

RUFEN SIE DEN ARZT
Wenden Sie sich baldmöglichst an Ihren Arzt, wenn:
▶ Ihr Kind Flecken hat, die entzündet aussehen;
▶ das Kind ein Furunkel an einer unangenehmen Stelle hat;
▶ wenn sich drei Tage nach Entstehen eines Furunkels kein Zentrum mit Eiter gebildet hat;
▶ vom Furunkel aus sich rote Streifen ausbilden.

Was können Sie tun?
1 Bekommt Ihr Kind gelegentlich Flecken, sollten Sie diese einfach ignorieren. Sie werden nach einigen Tagen von allein verschwinden. Neigt das Kind zum Sabbern, und treten die Flecken um den Mund herum auf, sollten Sie diese Region eincremen.

2 Hat Ihr Kind ein Furunkel oder entzündete Flecken, sollten Sie sie drum herum mit Watte, die in ein Hautdesinfektionsmittel getaucht wurde, wischen.

3 Decken Sie das Furunkel mit einem Pflaster ab. Sitzt das Furunkel an einer Stelle, wo die Kleidung scheuert, so polstern Sie es vorher mit einer dicken Lage aus Gaze ab.

4 Das Furunkel wird nach einigen Tagen von selbst aufgehen. Drücken Sie es nicht aus! Nachdem das Furunkel aufgegangen ist, halten Sie die Stelle mit einer antiseptischen Lösung sauber, und decken Sie sie für einige Tage mit einem Pflaster oder Verband ab.

Was wird der Arzt tun?
Der Arzt wird das Furunkel mit einem kleinen Skalpell aufschneiden, damit der Eiter abfließen kann. Eventuell verschreibt er eine Salbe. Hat das Kind mehrere Furunkel, wird er wahrscheinlich ein Antibiotikum verschreiben.

HAUTERKRANKUNGEN

Nesselsucht

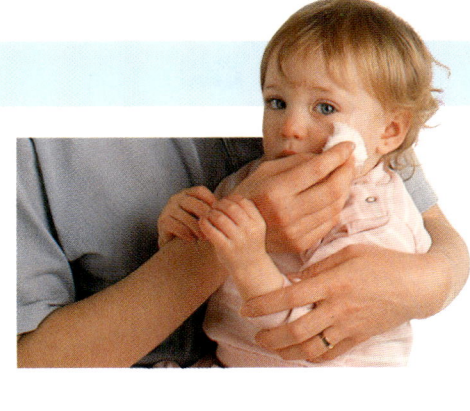

Was ist das?
Nesselsucht ist ein juckender Hautausschlag aus roten Flecken. Sie verschwinden gewöhnlich nach einigen Stunden von allein, allerdings können weitere Flecken auftauchen. Eine Nesselsucht kann durch bestimmte Speisen (z. B. Erdbeeren), aber auch durch Medikamente ausgelöst werden.

■ SYMPTOME ■
- Juckender Ausschlag, der aus erhöhten roten Flecken besteht, manchmal mit einem weißlichen Zentrum;
- Bildung von Quaddeln, zwischen 1 mm und 1 cm groß;
- Zusammenwachsen der Quaddeln.

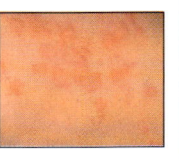

Was können Sie tun?
1 Tupfen Sie die Haut vorsichtig mit Watte ab, die Sie zuvor mit Calamine-Lotion getränkt haben.

2 Versuchen Sie herauszufinden, ob der Ausschlag eine allergische Reaktion ist. Meist bildet sich der Ausschlag einige Stunden, nachdem das Kind in Kontakt mit dem Allergen gekommen ist. Überlegen Sie beispielsweise, was das Kind vor dem Ausschlag gegessen hat.

■ RUFEN SIE DEN ARZT ■
Wenden Sie sich sofort an Ihren Arzt, wenn das Gesicht, die Zunge oder der Hals des Kindes anschwillt. Wenden Sie sich baldmöglichst an Ihren Arzt, wenn
- der Ausschlag nicht innerhalb weniger Stunden verschwindet;
- das Kind häufige Anfälle von Nesselsucht hat.

Was wird der Arzt tun?
Der Arzt wird ein Antihistamin als Medikament oder Salbe verschreiben. Eventuell wird er Tests durchführen, um eine mögliche Allergie näher zu bestimmen. Bei Schwellungen im Gesicht oder Hals bekommt das Kind eine Spritze zur Linderung.

Hitzeausschlag

Was ist das?
Ein Hitzeausschlag ist ein blaßroter Ausschlag, der durch Überhitzung hervorgerufen wird. Er kommt meist nur bei Babys vor und tritt im Gesicht und in Hautfalten auf. Der Ausschlag ist keine ernste Sache, Sie können seine Behandlung selbst angehen.

■ SYMPTOME ■
- Rosaroter Ausschlag im Gesicht, am Hals, an den Ellbogen und in den Kniekehlen.

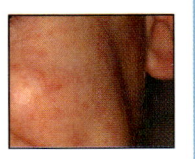

■ RUFEN SIE DEN ARZT ■
Wenden Sie sich baldmöglichst an Ihren Arzt, wenn der Ausschlag nicht innerhalb von 12 Stunden, nachdem sich das Kind abgekühlt hat, von allein verschwindet.

Was können Sie tun?
1 Nehmen Sie schweres Bettzeug weg, und entfernen Sie eine Lage der Kleidung des Babys. Lassen Sie es leicht bekleidet schlafen.

2 Baden Sie es in lauwarmem Wasser. Tupfen Sie seine Haut anschließend mit einem Handtuch ab, so daß sie etwas feucht bleiben kann. Ist die Haut später trocken, geben Sie etwas Puder darauf, dieses nimmt neuen Schweiß auf.

3 Messen Sie die Temperatur des Kindes. Ist Sie erhöht, so sollten Sie sie zu senken versuchen (siehe S. 20).

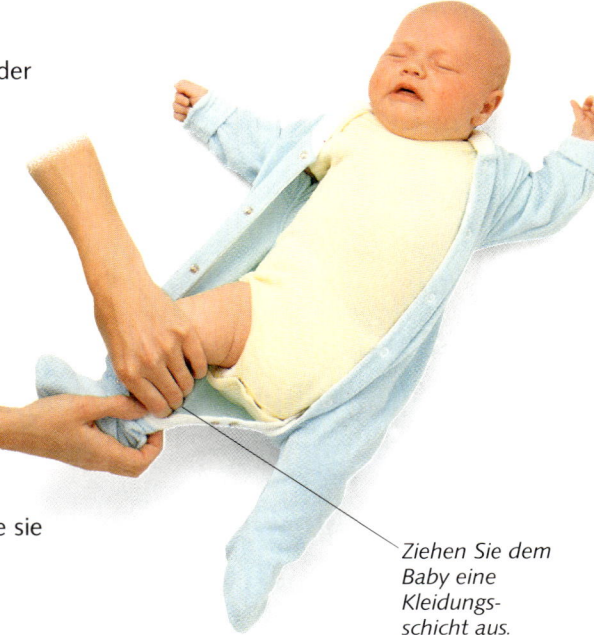

Wie können Sie Hitzeausschlag vermeiden?
Kleiden Sie das Kind in leichte Kleidung, wenn das Wetter heiß ist. Verwenden Sie möglichst Baumwollwäsche, keine Wolle oder Kunstfasern. Achten Sie darauf, daß das Kind im Schatten liegt.

Ziehen Sie dem Baby eine Kleidungsschicht aus.

Was wird der Arzt tun?
Der Arzt wird zunächst prüfen, ob es sich tatsächlich um einen Hitzeausschlag handelt. Ist dies der Fall, dann benötigt das Kind keine weitere Behandlung.

Ekzeme

Was ist das?
Ekzeme sind allergische Hautleiden mit juckendem, rotem und schuppigem Ausschlag. Meist sind das Gesicht, der Hals, die Hände und die Falten in den Gelenken betroffen. Ekzeme können aber auch an anderen Stellen auftreten. Gewöhnlich tauchen sie erstmals zwischen dem dritten Lebensmonat und dem zweiten Geburtstag auf. Später läßt die Anfälligkeit nach. Etwa die Hälfte aller betroffenen Kinder hat mit sechs Jahren keine Ekzeme mehr, fast alle anderen sind mit der einsetzenden Pubertät nicht mehr davon betroffen. Die Neigung zu Ekzemen ist größer, wenn andere Familienmitglieder ebenfalls Ekzeme, Allergien oder Heuschnupfen haben.

Was können Sie tun?
1 Beim Baden sollten Sie die betroffenen Stellen nicht mit Seife waschen, sondern statt dessen Babyöl auftragen. Spülen Sie das Öl mit warmem Wasser ab.

Tragen Sie das Öl mit Watte auf.

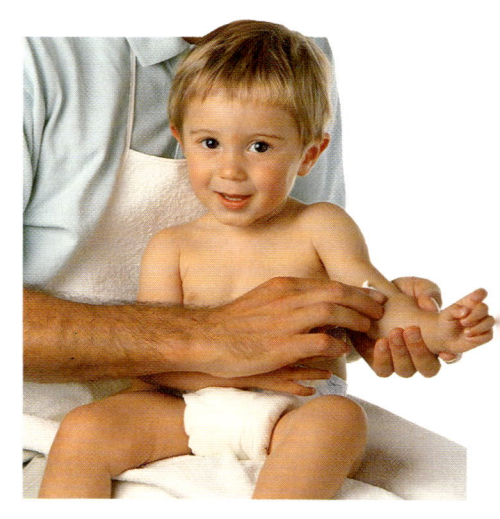

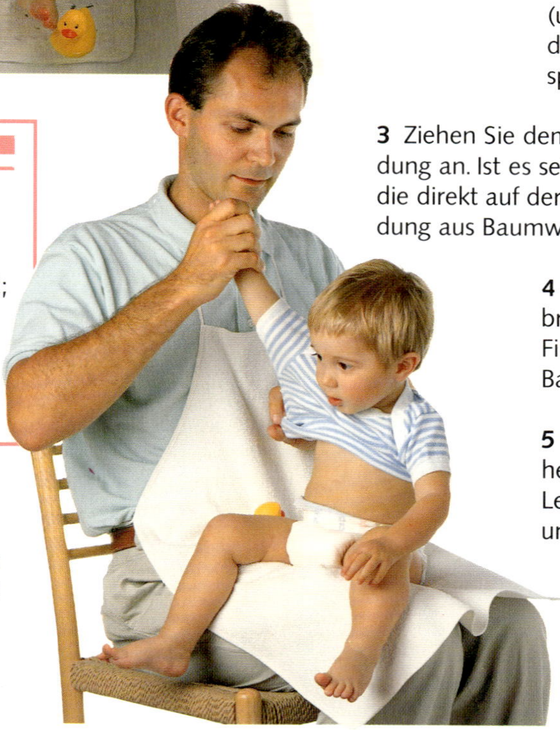

2 Tragen Sie nach dem Baden eine (unparfümierte) Feuchtigkeitscreme auf die Haut des Kindes auf. Ideal sind entsprechende Cremes für Babys.

3 Ziehen Sie dem Kind Baumwollkleidung an. Ist es sehr kalt, sollte zumindest die direkt auf der Haut getragene Kleidung aus Baumwolle sein.

4 Versuchen Sie das Kind davon abzubringen zu kratzen. Halten Sie seine Fingernägel kurz, nachts können Sie ihm Baumwollhandschuhe anziehen.

5 Versuchen Sie die Ursache der Allergie herauszufinden. Häufige Allergene sind Lebensmittel, Tierhaare, Wollkleidung und Waschpulver. Ekzeme können aber auch durch Angst hervorgerufen werden.

6 Hat das Kind ein Ekzem, sollten Sie es vor Menschen mit Windpocken oder Lippenherpes isolieren.

SYMPTOME
▶ Trockene, rote, schuppige Haut, besonders im Gesicht und in Hautfalten;
▶ Absonderung von klarer Flüssigkeit.

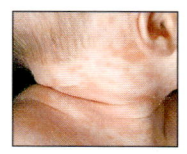

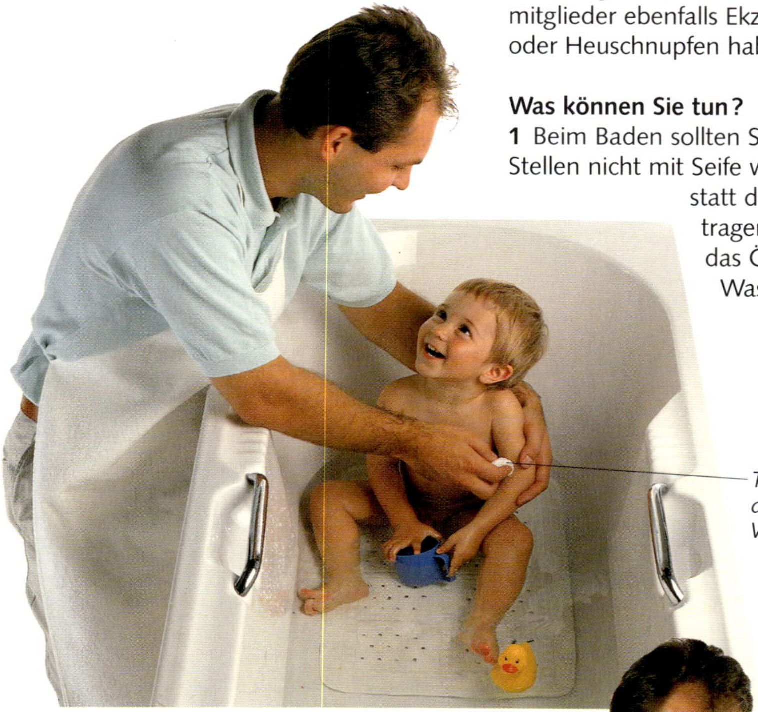

RUFEN SIE DEN ARZT
Wenden Sie sich baldmöglichst an Ihren Arzt, wenn
▶ sich das Ekzem sehr weit ausgebreitet hat oder wenn es stark juckt;
▶ das Ekzem Flüssigkeit absondert.
Wenden Sie sich an Ihren Arzt, wenn Sie meinen, daß Ihr Kind ein Ekzem hat.

Was wird der Arzt tun?
Der Arzt wird eine Salbe verschreiben und zusätzlich ein Antibiotikum, wenn sich die betroffenen Stellen entzündet haben. Falls Ihr Kind auf bestimmte Lebensmittel allergisch reagiert, wird er Ihnen eine ausgewogene Diät empfehlen.

Sonnenbrand

Was ist das?
Ein Sonnenbrand ist eine Rötung und Entzündung der Haut infolge übermäßiger Sonnenbestrahlung. Besonders Babys und Kleinkinder mit blonden Haaren und blauen Augen haben meist sehr empfindliche Haut. Sie sind für Sonnenbrand sehr empfänglich.

SYMPTOME
- Rote, entzündete Hautpartien;
- auf besonders betroffenen Regionen entstehen Blasen;
- Abpellen der Haut nach einigen Tagen.

Was können Sie tun?
1 Nehmen Sie das Kind aus der Sonne, sobald sich seine Haut zu röten beginnt. Beachten Sie, daß sich die schlimmsten Symptome eines Sonnenbrandes erst nach einigen Stunden entwickeln.

2 Kühlen Sie die geröteten Hautpartien mit Wasser. Tragen Sie anschließend eine Sonnencreme oder Calamine-Lotion auf.

SONNENBRAND VERHINDERN
Lassen Sie Ihr Kind niemals in der prallen Sonne schlafen. Solange es noch nicht an die Sonne gewöhnt ist, sollten Sie es auch nicht länger als 15 Minuten am Stück der Sonne aussetzen. Cremen Sie das Kind stündlich mit Sonnencreme ein (Faktor 10 bis 15). Ziehen Sie ihm ein T-Shirt an, und setzen Sie ihm einen Sonnenhut auf, besonders wenn es am Wasser spielt. Hat es gerötete Haut, nehmen Sie es am nächsten Tag ganz aus der Sonne.

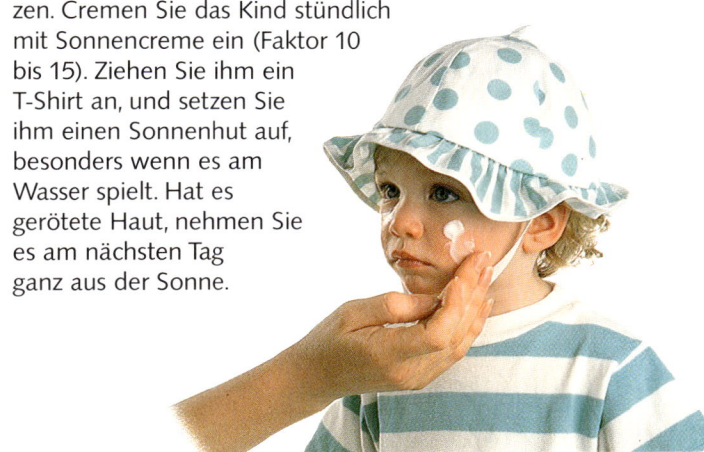

RUFEN SIE DEN ARZT
Wenden Sie sich baldmöglichst an Ihren Arzt:
- wenn das Kind Fieber bekommt und sich unwohl fühlt;
- wenn sich auf großen Hautflächen Blasen bilden.

Was wird der Arzt tun?
Der Arzt wird eine Heilsalbe auftragen und verschreiben.

Rissige Haut

Hautrisse treten besonders dann auf, wenn die Haut durch warme oder kalte trockene Luft austrocknet. Das ist nichts Ernsthaftes, kann aber sehr schmerzhaft sein.

SYMPTOME
- Kleine Risse in der Haut, meist um oder auf den Lippen, an den Wangen und auf den Händen;
- tiefe Risse bluten.

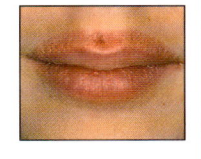

Was können Sie tun?
1 Tragen Sie auf die Lippen des Kindes Lippensalbe und auf seine Haut Vaseline oder Feuchtigkeitscreme auf.

2 Waschen Sie die betroffenen Hautstellen mit Babyöl. Halten Sie die Hände warm und trocken.

3 Wenn die Risse bluten, sollten Sie sie mit Pflaster abdecken.

RUFEN SIE DEN ARZT
Wenden Sie sich baldmöglichst an Ihren Arzt, wenn
- die Risse nicht nach drei Tage heilen;
- sich die Risse entzünden und sich Eiter bildet.

Was wird der Arzt tun?
Wenn sich die Risse entzündet haben, wird der Arzt eine antibiotische Salbe verschreiben.

Bläschenflechte (Lippenherpes)

Eine Bläschenflechte besteht aus winzigen Bläschen rund um die Lippen, sie können aber auch im Mund oder an anderen Stellen des Gesichts auftauchen.

Ursache ist ein Virus, das ständig in den Nervenenden von manchen Erwachsenen und Kindern lebt. Hat Ihr Kind einmal eine Bläschenflechte, dann wird diese wahrscheinlich auch zukünftig immer wieder einmal erscheinen. Das Auftreten kann durch starke Sonnenbestrahlung, aber auch durch eine Erkältung ausgelöst werden.

SYMPTOME
- Erhabene, gerötete und juckende Stellen, besonders um den Mund;
- ein Tag später: kleine, gelbe, nässende Bläschen;
- nach einem weiteren Tag verkrusten die Bläschen;
- beim ersten Mal Fieber und Krankheitsgefühl.

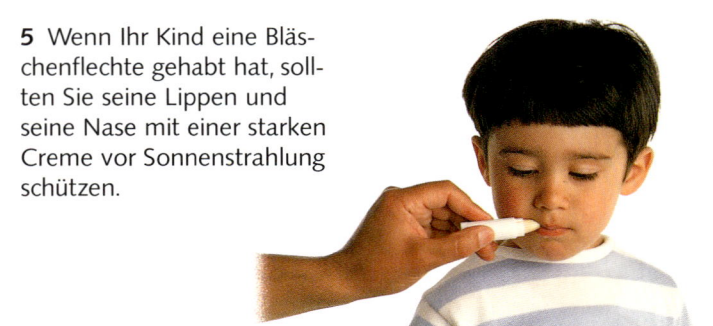

Was können Sie tun?
1 Wenn Sie gleich beim ersten Auftreten der Flechte etwa 10 Minuten einen Eiswürfel gegen die betroffene Stelle halten, können Sie eventuell das weitere Ausbreiten verhindern.

Wickeln Sie einen Eiswürfel in ein Tuch, und halten Sie ihn gegen die Lippen.

2 Wenn sich ein Bläschen gebildet hat, können Sie dieses mit Vaseline eincremen.

3 Halten Sie das Kind davon ab, die Stellen zu berühren. Es könnte die Infektion auf die Augen übertragen.

4 Da die Bläschenflechte sehr ansteckend ist, darf das Kind andere nicht küssen. Sie sollten auch darauf achten, daß es kein Spielzeug in seinen Mund steckt bzw. dieses mit anderen Kindern teilt.

5 Wenn Ihr Kind eine Bläschenflechte gehabt hat, sollten Sie seine Lippen und seine Nase mit einer starken Creme vor Sonnenstrahlung schützen.

RUFEN SIE DEN ARZT
Wenden Sie sich baldmöglichst an Ihren Arzt, wenn
- Ihr Kind zum ersten Mal eine Bläschenflechte hat;
- wenn die Flechte näßt oder sich ausbreitet;
- die Region um die Augen betroffen ist.

Was wird der Arzt tun?
Der Arzt wird eine Salbe verschreiben, die mehrmals täglich auf die betroffenen Partien gegeben wird und die den Heilungsprozeß unterstützt.

Warzen

Was ist das?
Warzen sind kleine, trockene Hautverdickungen, die durch ein Virus hervorgerufen werden. Wenn sie an den Fußsohlen auftreten, nennt man sie Plantarwarzen. Fast alle Kinder bekommen gelegentlich Warzen.

Warzen tun nicht weh. Sie verschwinden nach einigen Monaten von allein, eine Behandlung ist deshalb in der Regel nicht nötig. Plantarwarzen schmerzen durch den Druck, der beim Laufen auf sie ausgeübt wird. Sie sollten deshalb behandelt werden.

SYMPTOME
Warzen
- Harte Knoten aus trockener Haut.

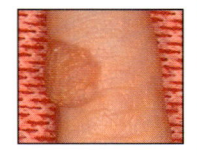

Plantarwarzen
- Harte, schmerzhafte Zone auf der Fußsohle, manchmal mit einem kleinen schwarzen Zentrum.

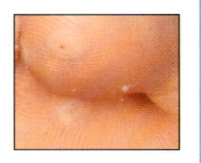

Was können Sie tun?
1 Warzen sollten Sie einfach ignorieren, es sei denn, sie befinden sich an den Genitalien oder am After. Verwenden Sie niemals Warzenmittel im Gesicht oder an den Genitalien. Diese Mittel können Narben hinterlassen.

HAUTERKRANKUNGEN

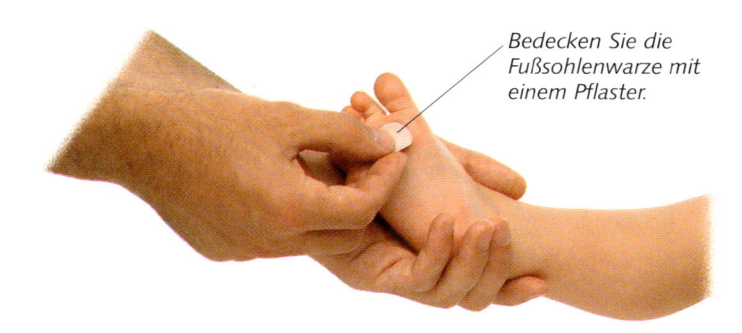

Bedecken Sie die Fußsohlenwarze mit einem Pflaster.

2 Hat das Kind eine Plantarwarze, sollten Sie sie mit einem Pflaster abdecken. Lassen Sie das Kind nicht barfuß laufen, bis die Warze verschwunden ist. Das Kind sollte ein eigenes Handtuch und einen eigenen Waschlappen benutzen. Achten Sie auf die Hygiene!

RUFEN SIE DEN ARZT

Wenden Sie sich an Ihren Arzt, wenn
▶ sich die Warzen weiter ausbreiten;
▶ das Kind eine Warze an den Genitalien hat;
▶ das Kind eine Plantarwarze hat.

Was wird der Arzt tun?
Der Arzt kann ein Mittel verschreiben, das so lange auf die Warze gestrichen wird, bis diese verschwunden ist. Er kann die Warze auch unter örtlicher Betäubung verätzen oder chirurgisch entfernen.

Grindflechte

Was ist das?
Grindflechte oder Impetigo ist eine bakterielle Hautinfektion, die sich infolge eines Ekzems oder einer Bläschenflechte entwickeln kann. Allerdings kann auch manchmal gesunde Haut von dem Bakterium betroffen sein. Gewöhnlich tritt die Grindflechte um den Mund und die Nase auf, andere Hautpartien können aber auch betroffen sein. Eine Grindflechte ist nichts Ernsthaftes, bei jungen Babys kann sie sich allerdings über große Hautpartien ausbreiten. Da sie sehr ansteckend ist, sollte sie schnell behandelt werden.

Was können Sie tun?
1 Achten Sie darauf, daß das Kind sein eigenes Handtuch und seinen eigenen Waschlappen benutzt. Waschen Sie beide sehr häufig.

2 Versuchen Sie das Kind davon abzuhalten, die betroffenen Zonen anzufassen, unterbinden Sie nach Möglichkeit auch, daß das Kind am Daumen lutscht.

3 Entfernen Sie täglich den gelben Schorf mit etwas feuchter Watte. Reiben Sie nicht zu stark.

Wischen Sie den Schorf mit Watte weg, die Sie in warmes Seifenwasser getaucht haben.

SYMPTOME
▶ Ausschlag aus kleinen roten Punkten;
▶ Bläschen formen sich;
▶ sie nässen und bilden gelbbraunen Schorf;
▶ bei einem jungen Baby: Fieber und allgemeine Schwäche.

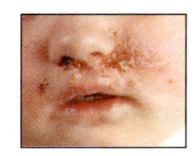

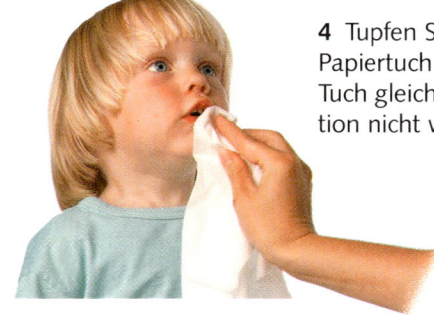

4 Tupfen Sie die Haut mit einem Papiertuch trocken. Werfen Sie das Tuch gleich fort, damit Sie die Infektion nicht weitertragen.

5 Isolieren Sie Ihr Kind von anderen Kindern, besonders von jungen Babys.

RUFEN SIE DEN ARZT

Wenden Sie sich sofort an Ihren Arzt, wenn Ihr Kind jünger als drei Monate ist und sich bei ihm plötzlich eine Grindflechte bildet. Wenden Sie sich bei älteren Kindern baldmöglichst an Ihren Arzt.

Was wird der Arzt tun?
Der Arzt wird eine Salbe verschreiben und Ihnen zeigen, wie Sie den Schorf wegwischen können. Wenn nach fünf Tagen die Infektion nicht verschwunden ist, sollten Sie erneut zum Arzt gehen.

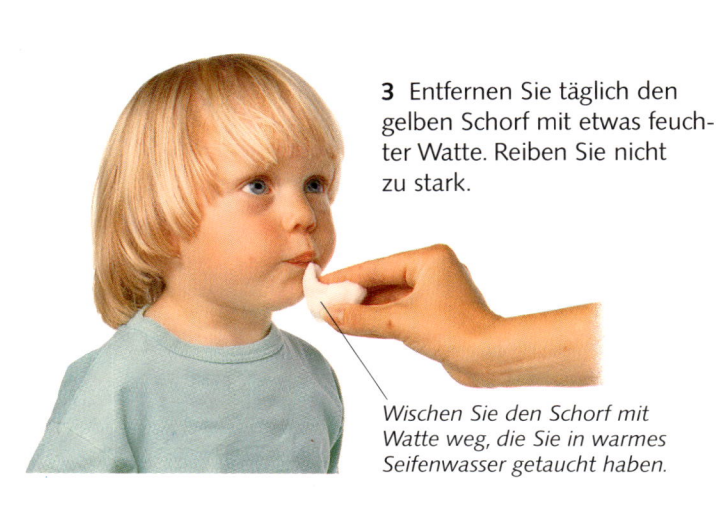

Läuse und Nissen

Was ist das?
Läuse sind kleine Insekten, die sich in den Haaren auf dem Kopf des Menschen festsetzen. Nissen heißen die winzigen Eier, die an den Haarwurzeln haften. Läuse verbreiten sich sehr leicht. Finden Sie bei Ihrem Kind Läuse oder Nissen, so sollte die ganze Familie behandelt werden, sagen Sie auch den Eltern der Spielkameraden Ihrer Kinder Bescheid.

SYMPTOME
- Juckende Kopfhaut;
- winzige, weiße Eier an den Haarwurzeln;
- auf der Kopfhaut rote Bißspuren.

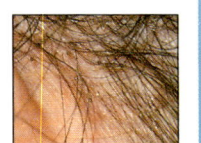

Was können Sie tun?
1 Fragen Sie in der Apotheke nach einem Mittel gegen Kopfläuse. Wenden Sie dies nach Vorschrift an. Normalerweise muß das Mittel einige Zeit einwirken. Kämmen Sie nach der Behandlung die abgetöteten Eier mit einem feinen Metallkamm aus dem Haar.

2 Untersuchen Sie auch die anderen Familienmitglieder auf Läuse und Nissen. Haben Sie Läuse gefunden, so müssen Sie auch hier eine Behandlung vornehmen. Ein kurzer Kontakt genügt schon, damit sich die Läuse verbreiten können.

RUFEN SIE DEN ARZT
Wenden Sie sich baldmöglichst an Ihren Arzt, falls Ihre Behandlung keinen Erfolg hat oder wenn Sie sich nicht sicher sind, daß das Kind Läuse hat.

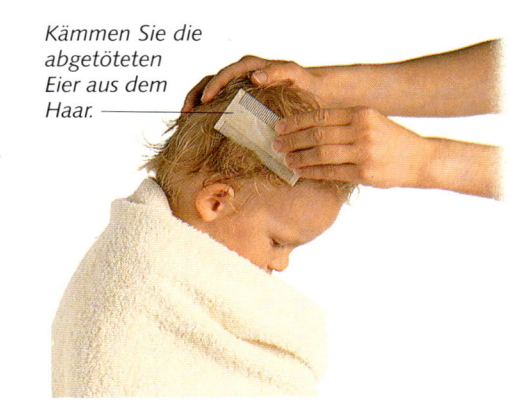

Kämmen Sie die abgetöteten Eier aus dem Haar.

3 Nach sieben Tagen können Sie die Behandlung wiederholen, falls noch Eier zu finden sind.

4 Informieren Sie den Kindergarten bzw. die Schule vom Auftreten der Läuse.

Was wird der Arzt tun?
Der Arzt wird zunächst die Diagnose bestätigen und Ihnen ein anderes Mittel verschreiben. Er wird dem Gesundheitsamt eine Mitteilung machen.

Fadenwürmer

Was ist das?
Fadenwürmer sind kleine, dünne, weiße Würmer, die ca. 1 cm lang sind. Sie gelangen durch verseuchte Nahrung als Eier in den Körper und schlüpfen und leben im Darm. Sie legen nachts in der Aftergegend weitere Eier, was zu starkem Jucken führt. Sie sind bei Kindern nicht ungewöhnlich und relativ harmlos, allerdings kann das starke Jucken sehr stören. Bei Mädchen können die Würmer auch in die Vagina gelangen.

SYMPTOME
- Starkes Jucken am After, das nachts meist stärker ist;
- bei Mädchen starkes Jucken an der Vagina;
- kleine weiße Würmer im Stuhl.

Was können Sie tun?
1 Wenn sich das Kind häufig am Po kratzt, untersuchen Sie seinen Stuhl. Hat das Kind Fadenwürmer, finden Sie viele davon.

2 Versuchen Sie das Kind davon abzubringen, sich am Po oder an der Vagina zu kratzen, die Stellen könnten sich durch das Aufkratzen entzünden.

3 Halten Sie die Fingernägel kurz, damit das Kind darunter nicht weitere Eier aufnimmt und diese zu anderen Menschen weiterträgt.

RUFEN SIE DEN ARZT
Wenden Sie sich baldmöglichst an Ihren Arzt, wenn Sie meinen, daß Ihr Kind Würmer hat.

4 Achten Sie peinlichst auf Hygiene in der Familie: gründliches Händewaschen, eigene Handtücher für jeden, kurze Fingernägel.

5 Wenn das Kind keine Windel mehr trägt, sollte es unter dem Schlafanzug oder dem Nachthemd eine Unterhose tragen. Wechseln Sie die Hosen täglich, kochen Sie sie aus, um sicher Würmer oder Eier abzutöten. Wechseln Sie die Bettwäsche täglich, waschen Sie auch diese als Kochwäsche.

Was wird der Arzt tun?
Der Arzt wird ein Medikament für die ganze Familie verschreiben, das die Würmer abtötet. Falls nötig, wird er eine Salbe verschreiben für die aufgekratzten Stellen am Po des Kindes.

Epilepsie und Hirnhautentzündung

Hirnhautentzündung (Meningitis) ist eine gefährliche Krankheit, die aber relativ selten ist. Sie kann sich in der Folge von anderen Krankheiten entwickeln. Epilepsie sind periodische Krampfanfälle, die im Durchschnitt einen von 200 Menschen treffen.

Epilepsie

Was ist das?
Epilepsie ist eine Krankheit, die zu periodischen Krampfanfällen führt, weil die normalen elektrischen Impulse im Gehirn gestört werden. Werden Kinder behandelt, so kann die Krankheit bis zum Erwachsenenalter verschwinden. Es gibt verschiedene Formen der Krankheit. Am häufigsten bei Kindern sind »Grand mal« und »Petit mal« (siehe Symptome).

Was können Sie tun?
1 Legen Sie das Kind bei einem Anfall auf den Boden in die stabile Seitenlage. Bleiben Sie bei ihm, um sicherzustellen, daß es sich nicht selbst verletzt. Wenden Sie aber keine Gewalt an. Schläft das Kind nach dem Anfall ein, so lassen Sie es schlafen. Achten Sie aber darauf, daß es normal atmen kann (siehe S. 65).

2 Beobachten Sie, was bei einem Anfall passiert. Ihr Bericht kann dem Arzt bei der Erstellung der richtigen Diagnose helfen.

3 Versuchen Sie die Umgebung des Kindes so zu sichern, daß es sich bei einem Anfall nicht verletzen kann. Sichern Sie beispielsweise die Treppe, lassen Sie das Kind nicht im Bad allein. Seien Sie aber auch nicht übervorsichtig, damit das Kind nicht das Gefühl der Anormalität bekommt.

Was wird der Arzt tun?
Der Arzt wird Ihr Kind in eine Klinik zu einer gründlichen Untersuchung überweisen. Er kann Medikamente verschreiben, die helfen, die Anfälle unter Kontrolle zu bringen. Es gibt aber keine Therapie für diese Krankheit.

SYMPTOME

Anfälle von Bewußtlosigkeit (Petit mal)
▶ Plötzliche Bewegungslosigkeit;
▶ Benommenheit;
▶ vollständige Erholung nach wenigen Sekunden.

Krampfanfälle (Grand mal)
▶ Plötzliche Bewußtlosigkeit, das Kind fällt hin;
▶ steife Arme und Beine;
▶ Zucken der Glieder, Zähneknirschen;
▶ unwillkürliches Harnlassen;
▶ Schlafen oder allmähliches Zurückkehren des Bewußtseins.

RUFEN SIE DEN ARZT

Wenden Sie sich sofort an Ihren Arzt, wenn Ihr Kind
▶ zum ersten Mal einen Krampfanfall hat;
▶ einen Anfall hat, der länger als drei Minuten dauert;
▶ eine Reihe von Anfällen in kurzen Abständen hat.

Wenden Sie sich an Ihren Arzt, wenn Sie meinen, daß Ihr Kind einen Anfall von Bewußtlosigkeit hat.

Hilfe erhalten Sie auch von: Deut. Sektion der Int. Liga gegen Epilepsie, Postfach 6, 7640 Kehl/Kork.

Hirnhautentzündung

Was ist das?
Als Hirnhautentzündung (Meningitis) bezeichnet man die Entzündung der Schleimhäute, die das Gehirn umgeben. Dies ist eine sehr ernste Krankheit. Die Entzündung des Gehirns (Encephalitis) hat ähnliche Symptome und ist genauso gefährlich.

RUFEN SIE DEN ARZT

Wenden Sie sich sofort an Ihren Arzt, wenn Sie meinen, daß Ihr Kind Meningitis oder Encephalitis hat.

Was wird der Arzt tun?
Der Arzt wird das Kind in ein Krankenhaus überweisen. Die Behandlung hängt von den Untersuchungen ab. Es kann sein, daß das Kind bis zur Gesundung im Krankenhaus bleibt.

SYMPTOME

▶ Fieber;
▶ Mattigkeit und Verwirrung;
▶ Verschlimmerung des Zustandes bei einem Kind, das gerade eine Infektionskrankheit wie Masern oder Mumps hatte;
▶ Erbrechen;
▶ Appetitlosigkeit;
▶ Kopfschmerzen, bei Babys vorgewölbte Fontanelle;
▶ steifer Hals;
▶ Empfindlichkeit gegen helles Licht;
▶ purpurroter Ausschlag am Körper.

Die Sicherheit Ihres Kindes

An einem Viertel aller Unfälle im Haushalt sind Kinder unter vier Jahren beteiligt. Sie sollten Ihren Haushalt deshalb kindersicher machen. Die beste Sicherheit haben Sie, wenn Sie das Kind unter Aufsicht halten. Aber dies ist natürlich nicht dauernd möglich. Die Risiken für einen Unfall sind größer, wenn das Kind müde oder hungrig ist oder sich unwohl fühlt. Ebenfalls steigt die Chance für einen Unfall, wenn sich die Familie in einer anderen Umgebung befindet – auf einem Besuch oder in den Ferien. Wenn Sie Möbel oder andere Ausstattung kaufen, sollten Sie darauf achten, daß diese den Sicherheitsbestimmungen entsprechen (besonders bei gebrauchten Gegenständen) und daß sie dem Alter des Kindes angemessen sind.

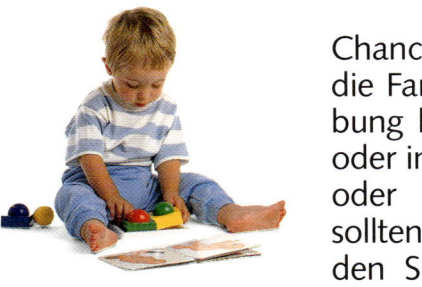

Sicherheit im Haushalt

Alle Kinder sind durch Unfälle besonders gefährdet. Dies liegt daran, daß ihr Drang, die Umwelt zu entdecken und auszuprobieren, ihre Vernunft und Vorausschau bei weitem übertrifft. Viele Unfälle können allerdings durch das Ergreifen entsprechender Sicherheitsmaßnahmen durch die Eltern vermieden werden. Dabei muß die Neugier des Kindes nicht einmal wesentlich eingeschränkt werden.

Verstauen Sie alle Plastiktüten für das Kind unerreichbar.

Versehen Sie Ihren Herd mit einem Sicherheitsgitter. Drehen Sie die Griffe von Töpfen und Pfannen immer nach innen. Benutzen Sie die hinteren Kochplatten.

Bringen Sie einen Sicherheitsriegel an Ihrem Kühlschrank an.

Küche

Ihre Küche steckt voller Gefahren für Ihr Kind. Und das Risiko steigt, wenn Sie intensiv beschäftigt sind. Halten Sie das Kind von der Kochstelle entfernt. Sperren Sie diese zur Not regelrecht ab. Bedenken Sie auch, daß die Kochstelle, der Wasserkessel oder Töpfe noch lange sehr heiß sein können, nachdem Sie ausgeschaltet sind oder Sie sie vom Feuer genommen haben. Während des Essens sollten Sie heiße Getränke, Schüsseln oder Pfannen immer so in der Mitte des Tisches halten, daß Ihr Kind nicht ohne weiteres danach greifen kann. Verwenden Sie keine Tischdecken. Sichern Sie auch den Mülleimer!

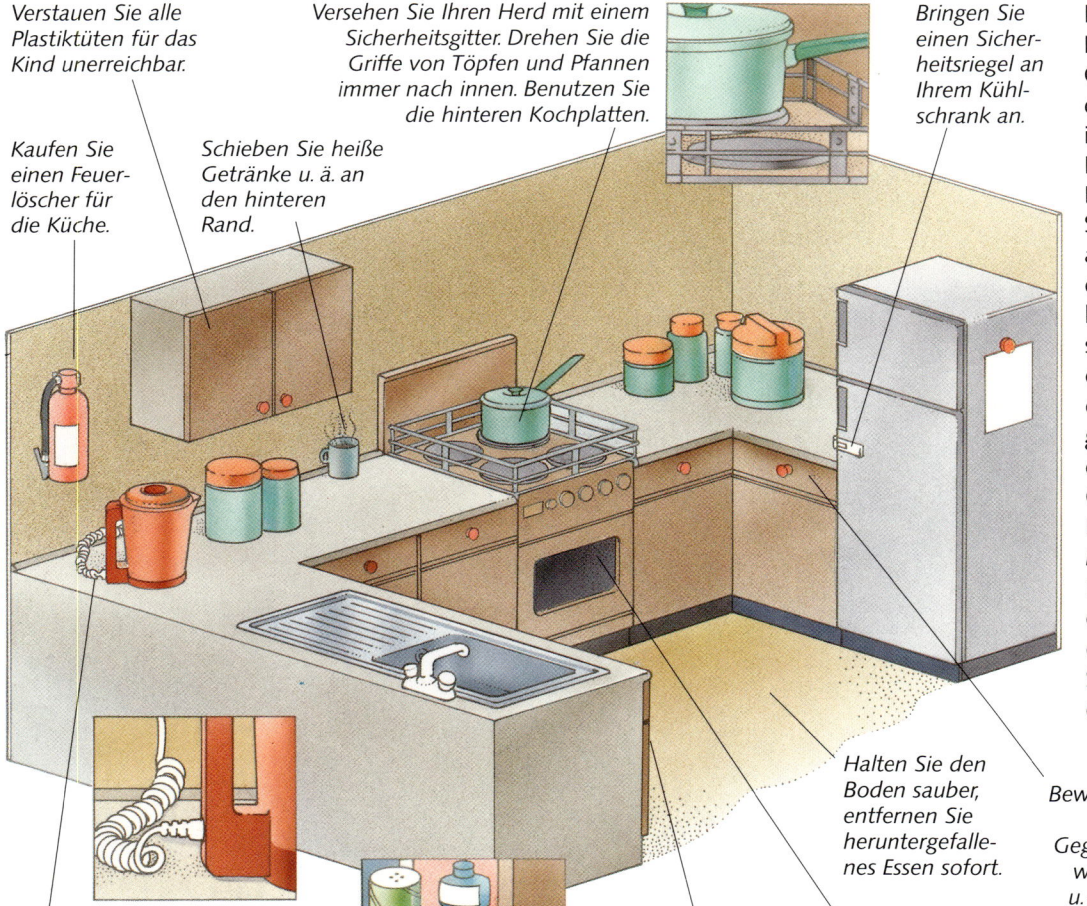

Kaufen Sie einen Feuerlöscher für die Küche.

Schieben Sie heiße Getränke u. ä. an den hinteren Rand.

Halten Sie die Zuleitungen kurz, oder verwenden Sie Flexkabel.

Bewahren Sie alle Putzmittel und Ihren Mülleimer in einem verschließbaren Schrank auf.

Halten Sie den Boden sauber, entfernen Sie heruntergefallenes Essen sofort.

Lassen Sie das Kind nicht an den heißen Backofen.

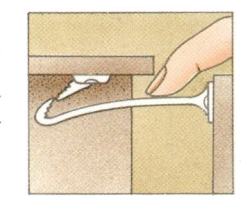

Bewahren Sie scharfe Gegenstände wie Messer u. ä. in einer gesicherten Schublade auf.

DIE SICHERHEIT IHRES KINDES

DIE SICHERHEIT DES BABYS

Mit jedem Entwicklungsfortschritt Ihres Babys wird es auch mehr in der Lage sein, sich in Gefahr zu bringen. Denken Sie deshalb mit, versuchen Sie die Gefahren vorauszusehen. Als erstes wird das Baby lernen, sich herumzurollen. Lassen Sie es deshalb niemals ohne Aufsicht auf einem Wickeltisch liegen. Oder legen Sie es auf den Fußboden. Mit zwei oder drei Monaten wird es in der Lage sein, nach Gegenständen zu greifen. Achten Sie deshalb darauf, daß alles, was in seiner Reichweite ist, sicher ist und so groß, daß das Baby es nicht verschlucken kann. Essen oder trinken Sie nichts Heißes und rauchen Sie nicht, wenn Sie das Baby halten. Lassen Sie es niemals mit einer Flasche im Mund allein. Es könnte sich verschlucken. Verwenden Sie stets Sicherheitsgurte an seinem Hochstuhl, in seiner Wippe und in seinem Kinderwagen. Stellen Sie die Kinderwippe mit dem Baby darin nicht hoch (z. B. auf einen Tisch). Die Wippe wandert durch das Wippen und kann hinunterstürzen.

KINDERZIMMER

Ihr Kind wird einen großen Teil seiner Zeit in seinem Zimmer verbringen. Sorgen Sie deshalb dafür, daß es das Zimmer sicher für sich in Besitz nehmen kann. Legen Sie ihm kein Kopfkissen ins Bett, bis es etwa zwei Jahre alt ist. Binden Sie sein Spielzeug nicht mit Schnüren am Bettchen fest, diese könnten sich um seinen Hals verfangen. Das Spielzeug (besonders gebrauchtes oder selbstgemachtes) sollte allen Sicherheitsbestimmungen entsprechen und ungiftig sein. Es darf keine scharfen Kanten haben und muß so groß sein, daß es nicht verschluckt werden kann.

Alle Befestigungsschnüre am Bettchen müssen ganz kurz sein.

Bringen Sie Sicherungen an den Fenstern an, so daß sie sich nur ein Stück weit öffnen lassen.

Achten Sie darauf, daß die Möbel sicher stehen und runde Kanten haben.

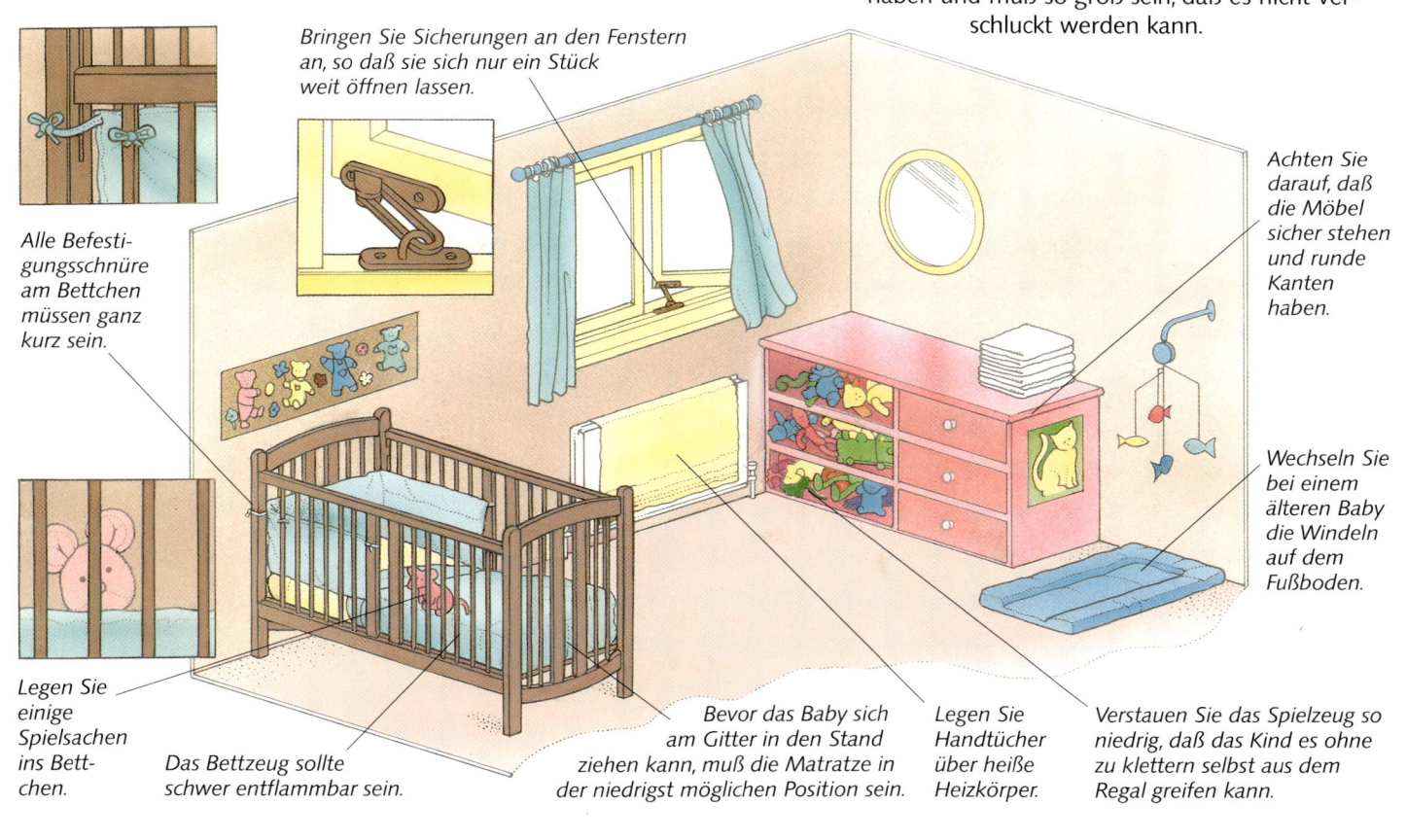

Wechseln Sie bei einem älteren Baby die Windeln auf dem Fußboden.

Legen Sie einige Spielsachen ins Bettchen.

Das Bettzeug sollte schwer entflammbar sein.

Bevor das Baby sich am Gitter in den Stand ziehen kann, muß die Matratze in der niedrigst möglichen Position sein.

Legen Sie Handtücher über heiße Heizkörper.

Verstauen Sie das Spielzeug so niedrig, daß das Kind es ohne zu klettern selbst aus dem Regal greifen kann.

BAD

Lassen Sie niemals Ihr Kind allein in der Badewanne, auch nicht für einige Sekunden – bis es etwa zweieinhalb Jahre alt ist. Verwenden Sie eine Gummimatte in der Wanne. Lassen Sie immer zuerst das kalte und anschließend das warme Wasser einlaufen. Prüfen Sie selbst die Temperatur, bevor Sie das Kind hineinsetzen. Unfälle im Bad können leicht verhindert werden:

▶ Verschließen Sie alle Medizin in einem Schrank, den das Kind nicht erreichen kann.
▶ Kosmetika, Scheren, Rasierapparate sollten unerreichbar sein.
▶ Decken Sie heiße Heizungen mit Handtüchern ab.
▶ Verwenden Sie im Bad nur Heizstrahler, die hoch an der Wand montiert werden können.
▶ Bewahren Sie Reinigungsmittel und die Klobürste in einem verschlossenen Schrank auf.

ELEKTRIZITÄT

▶ Alle Steckdosen müssen mit Kindersicherungen versehen sein, selbst die, die das Kind im Moment noch nicht erreichen kann. Später, wenn Sie nicht mehr daran denken, wird es sie erreichen.

▶ Sichern Sie auch Kabeltrommeln, Verlängerungsschnüre und Steckerleisten.

▶ Lassen Sie das Kind nicht mit stromführenden Geräten und mit Kabeln spielen. Halten Sie alle Zuleitungskabel so kurz wie möglich.

▶ Geben Sie dem Kind keine Geräte zum Spielen, die mit Minibatterien gespeist werden. Diese Batterien sind hochgiftig.

WOHNZIMMER

Verlegen Sie die Kabel so entlang der Wände, daß das Kind sie nicht erreichen kann. Ziehen Sie die Stecker unbenutzter Geräte aus der Dose. Stellen Sie das Fernsehgerät aus der Reichweite des Kindes.

Lassen Sie auf niedrigen Wohnzimmertischen keine Aschenbecher, Zigaretten, Streichhölzer oder alkoholischen Getränke stehen. Lassen Sie nichts Zerbrechliches herumstehen. Öfen und Kamine sollten durch befestigte Schirme gesichert sein. Halten Sie keine giftigen Zimmerpflanzen. Tiefe Fenster oder Balkontüren müssen gesichert sein. Lassen Sie das Kind niemals unbeaufsichtigt auf dem Balkon spielen.

TREPPEN UND FLURE

Sichern Sie die Treppen oben und unten durch Sicherheitsgitter, bevor das Kind zu krabbeln beginnt. Achten Sie darauf, daß Flure und Treppen gut beleuchtet und daß die Schalter leicht zu erreichen sind. Lassen Sie weder Spielzeug noch Wäsche noch sonst irgend etwas auf der Treppe liegen. Geländer müssen fest sein, der Abstand zwischen den Sprossen so eng, daß das Kind nicht seinen Kopf dazwischenstecken kann. Verhindern Sie, daß das Kind allein die Haus- oder Wohnungstür öffnen kann. Teppichläufer müssen rutschfest liegen.

GARTEN

Alle Tore, die aus dem Garten führen, sollten mit Sicherheitsschlössern versehen sein. Swimming-Pools und Teiche sollten eingezäunt werden. Lassen Sie keine gefüllten Planschbecken stehen. Decken Sie Regentonnen und andere Wasserbehälter ab. Ein Baby kann schon in 5 cm tiefem Wasser ertrinken. Entfernen Sie giftige Pflanzen, beispielsweise den leider so beliebten Goldregen. Gartenwerkzeug sollte gut verschlossen aufbewahrt werden. Decken Sie den Sandkasten ab, wenn er nicht benutzt wird. Andernfalls betrachten Katzen ihn als großes Klo. Das Baby sollte auch den Mülleimer nicht erreichen können. Lassen Sie keine Schnüre oder Kabel herumliegen, die Wäscheleine muß für das Kind unerreichbar sein.

AUTO

Ihr Kind muß im Auto immer in einem Sicherheitssitz sitzen bzw. als Baby in einer befestigten Tragetasche liegen. Stellen Sie die Kindersicherungen an den Türen ein, damit das Kind die Tür nicht von innen öffnen kann. Lassen Sie das Kind nicht seine Hände oder seinen Kopf während der Fahrt aus dem geöffneten Fenster halten. Lassen Sie das Kind nicht allein im Auto sitzen oder darin spielen. Ziehen Sie beim Parken immer den Zündschlüssel ab, legen Sie den ersten Gang ein und ziehen Sie die Handbremse an. Bei längeren Fahrten sollten Sie stündlich eine Pause machen, damit das Kind nicht zu unruhig wird und Sie als Fahrer nicht zu nervös werden.

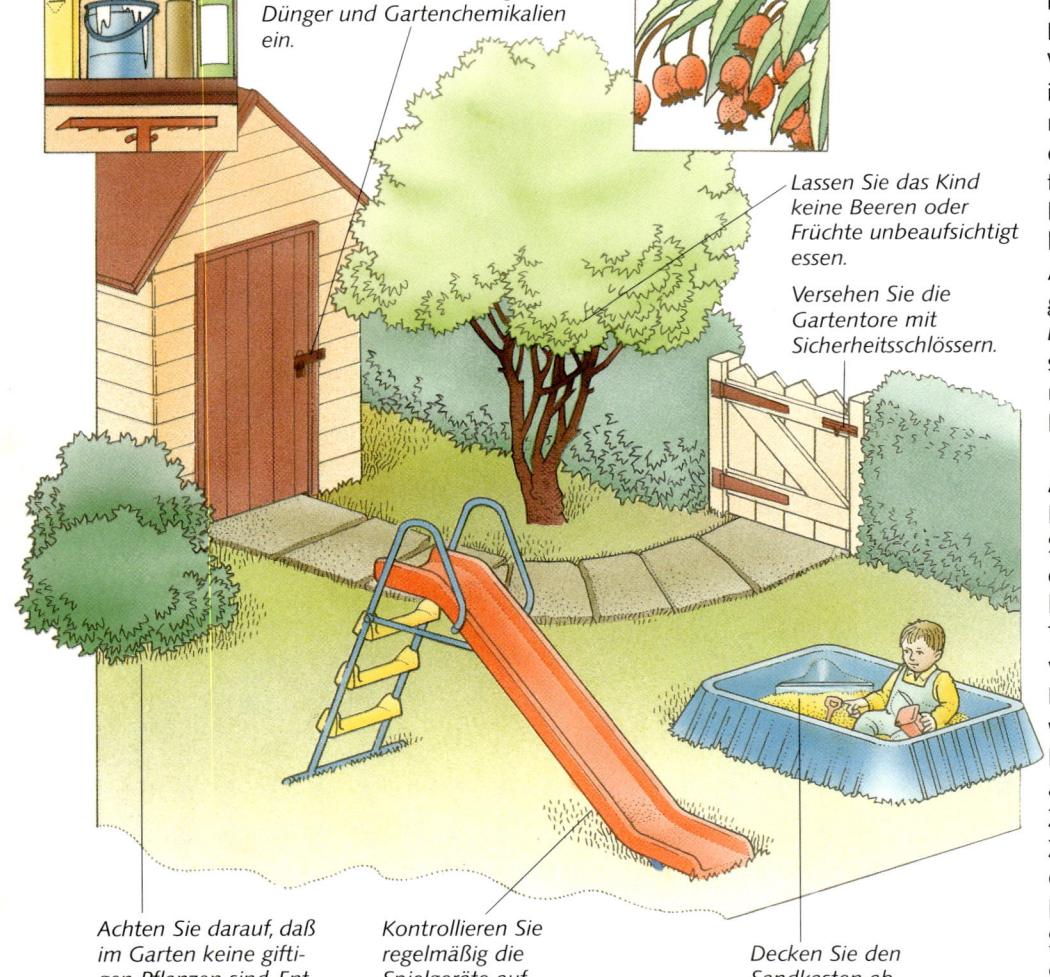

Schließen Sie alle Gartengeräte, Dünger und Gartenchemikalien ein.

Lassen Sie das Kind keine Beeren oder Früchte unbeaufsichtigt essen.

Versehen Sie die Gartentore mit Sicherheitsschlössern.

Achten Sie darauf, daß im Garten keine giftigen Pflanzen sind. Entfernen Sie alle Pilze, sobald sie auftauchen.

Kontrollieren Sie regelmäßig die Spielgeräte auf Sicherheit und Rostansatz.

Decken Sie den Sandkasten ab, wenn das Kind nicht darin spielt.

Erste Hilfe

Hat sich Ihr Kind verletzt, so sollten Sie immer die schwerste Verletzung zuerst versorgen. Ist es bewußtlos, sollten Sie als allererstes seinen Atem überprüfen und – falls erforderlich – Wiederbelebungsmaßnahmen einleiten (siehe S. 62). Atmet das Kind, dann behandeln Sie erst die Symptome, die seine Atmung noch gefährden können, beispielsweise bei Erstickungsgefahr oder beim Ertrinken (siehe S. 67). Erst jetzt sollten Sie alle starken Blutungen stillen (siehe S. 70). Ist das Kind schwer verletzt oder unter Schock, bedarf es der schnellen Hilfe. Bevor Sie aber Hilfe holen, sollten Sie Erste-Hilfe-Maßnahmen durchführen. Muß das Kind schnell ins Krankenhaus, so ist es häufig schneller, es selbst dorthin zu fahren, als auf einen Krankenwagen zu warten. Eventuell kann ein Nachbar Ihre Ankunft ankündigen.

DAS KIND INS KRANKENHAUS BRINGEN
Rufen Sie den Rettungswagen, oder bitten Sie jemand anderen, dies zu tun, wenn:
▶ Sie meinen, daß das Kind eine Verletzung des Rückgrats hat;
▶ Sie meinen, es muß schon auf der Fahrt versorgt werden;
▶ Sie selbst das Kind nicht transportieren können.

Wenn Sie selbst das Kind ins Krankenhaus bringen, versuchen Sie, jemand als Fahrer zu bekommen. Kümmern Sie sich auf dem Rücksitz um das Kind.

Ist das Kind bewußtlos, lassen Sie es nur kurz allein. Versuchen Sie es auch beim Telefonieren im Blick zu haben. Führen Sie Wiederbelebungsmaßnahmen durch, bevor Sie telefonieren. Hören Sie nicht damit auf, bis das Kind wieder atmet. Schreien Sie um Hilfe, falls andere Sie hören können.

> **WARNUNG**
>
> Wenn nach einem schweren Sturz die Möglichkeit besteht, daß sich das Kind den Nacken oder das Rückgrat verletzt hat, so sollten Sie es nicht bewegen, außer es ist unbedingt notwendig. Belassen Sie das Kind in der Position, in der Sie es gefunden haben, und überprüfen Sie seine Atmung. Falls Sie das Kind beatmen müssen, bitten Sie – falls möglich – jemanden um Hilfe. Drehen Sie das Kind sehr vorsichtig auf seinen Rücken, ohne die Wirbelsäule zu verdrehen. Versuchen Sie zusammen die Hüften, die Schultern und den Kopf zu halten, so daß Sie den Körper als eine Einheit drehen können.

ERSTE-HILFE-AUSRÜSTUNG
Bewahren Sie die Ausrüstung für die Erste Hilfe leicht zugänglich und trocken auf. Ersetzen Sie umgehend alles, was Sie verbraucht haben.

Heftpflaster nützlich, um Verbände zu schließen und um große Schnitte zusammenzuhalten

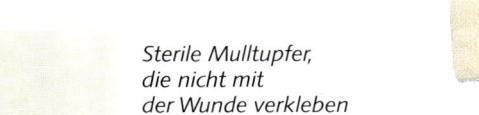

Watte

Galmeilotion hilft bei Sonnenbrand und Insektenstichen.

Augenwanne

Sterile Mulltupfer, die nicht mit der Wunde verkleben

Mullbinde

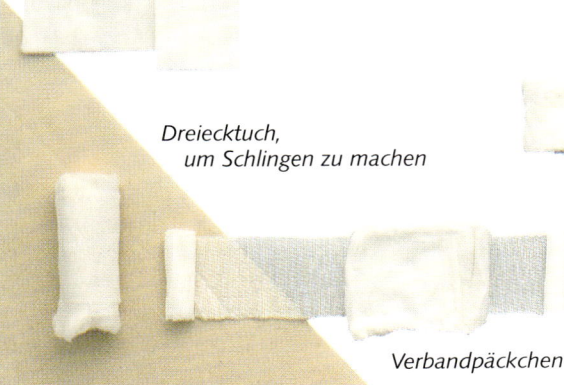

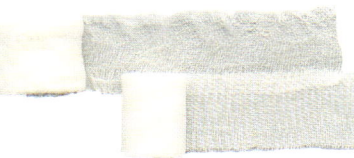

Verbandschere

Pinzette

Dreiecktuch, um Schlingen zu machen

Sicherheitsnadeln

Elastische Binden

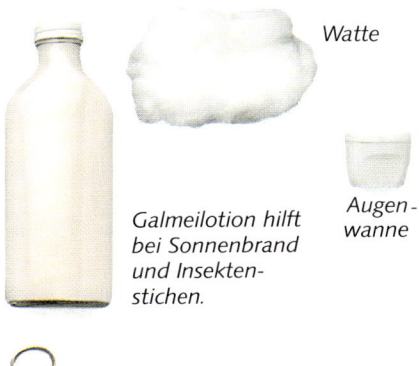

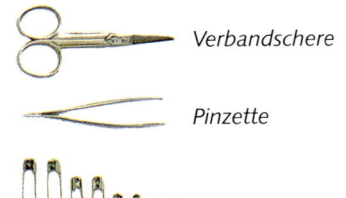

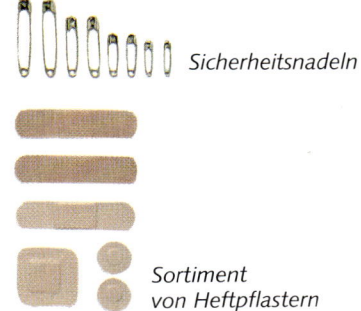

Verbandpäckchen

Sortiment von Heftpflastern

Lebensrettungsmaßnahmen

Machen Sie sich intensiv mit den Anweisungen der nächsten Seiten vertraut, damit Sie im Notfall richtig handeln können. Denn es kann jede Sekunde zählen! Ist das Baby oder Kind bewußtlos, sollten Sie unbedingt zunächst die folgenden Maßnahmen durchführen, ehe Sie irgend etwas anderes machen. Hat der Atem ausgesetzt, ist es zunächst einmal wichtig, schnell Luft in die Lungen des Kindes zu bekommen, damit sein Gehirn keinen Schaden nimmt. Durch Beatmung können Sie dies verhindern. Hat das Herz aufgehört zu schlagen, können Sie es durch Massage anregen, seine Tätigkeit wieder aufzunehmen.

NOTFALL

Rufen Sie den Notarzt, wenn Ihr Baby oder Ihr Kind bewußtlos geworden ist, selbst wenn dies nur einige Sekunden dauerte.

IST DAS KIND BEWUSSTLOS?

Kitzeln Sie die Fußsohlen Ihres Babys oder Kindes, rufen Sie dabei seinen Namen. Achten Sie darauf, ob das Kind reagiert.

Sie dürfen es dabei *nicht schütteln*. Sie könnten dabei Verletzungen, die das Kind hat, noch weiter verschlimmern.

Kitzeln Sie die Fußsohlen.

✚ *Reagiert das Kind nicht,* ist es bewußtlos. Überprüfen Sie sofort seine Atmung.

✚ *Reagiert es,* untersuchen Sie es auf Verletzungen und versorgen Sie diese (siehe S. 66 ff).

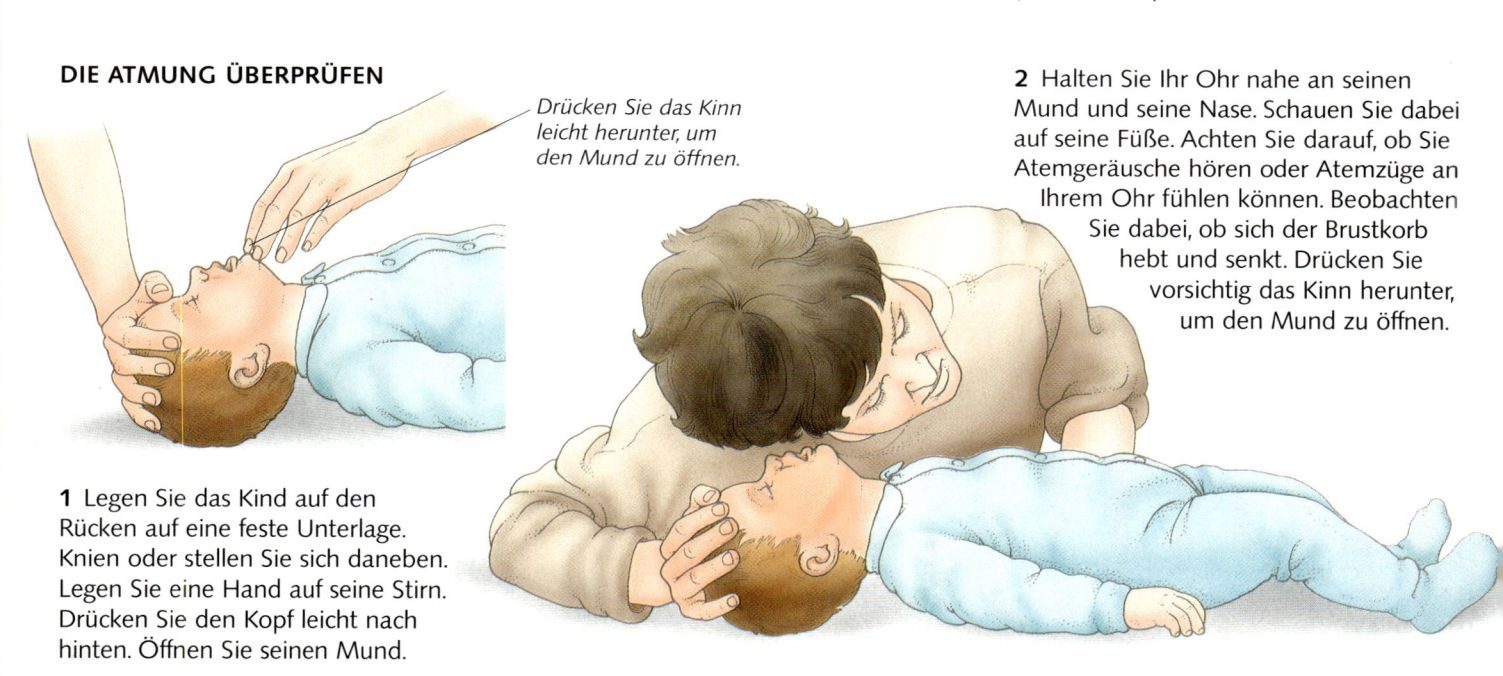

DIE ATMUNG ÜBERPRÜFEN

Drücken Sie das Kinn leicht herunter, um den Mund zu öffnen.

1 Legen Sie das Kind auf den Rücken auf eine feste Unterlage. Knien oder stellen Sie sich daneben. Legen Sie eine Hand auf seine Stirn. Drücken Sie den Kopf leicht nach hinten. Öffnen Sie seinen Mund.

2 Halten Sie Ihr Ohr nahe an seinen Mund und seine Nase. Schauen Sie dabei auf seine Füße. Achten Sie darauf, ob Sie Atemgeräusche hören oder Atemzüge an Ihrem Ohr fühlen können. Beobachten Sie dabei, ob sich der Brustkorb hebt und senkt. Drücken Sie vorsichtig das Kinn herunter, um den Mund zu öffnen.

✚ *Können Sie keine Atemtätigkeit feststellen,* drehen Sie das Kind auf die Seite, oder legen Sie ein Baby auf den Bauch über Ihren Schoß. Tasten Sie mit dem Zeigefinger schnell den Mund nach Fremdkörpern ab. Seien Sie aber vorsichtig, besonders bei Babys, daß Sie nichts tiefer in seinen Hals schieben. Überprüfen Sie dann erneut den Atem.

✚ *Können Sie immer noch keinen Atem feststellen,* beginnen Sie sofort mit Beatmungsmaßnahmen (siehe gegenüber).

✚ *Atmet Ihr Kind wieder,* bringen Sie es in eine stabile Seitenlage (siehe S. 65), und **rufen Sie sofort den Notarzt.**

BEATMUNG BEI EINEM BABY

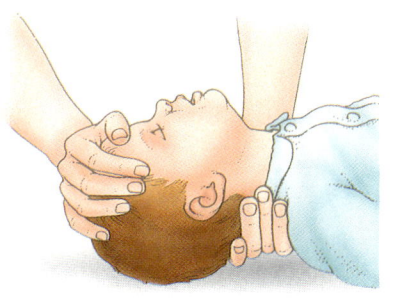

1 Schieben Sie eine Hand so unter den Nacken des Babys, daß Sie Kopf und Rücken zugleich stützen. Halten Sie den Kopf nur leicht nach hinten gebeugt. Legen Sie Ihre andere Hand auf seine Stirn.

2 Atmen Sie tief ein, und legen Sie Ihren Mund über seinen Mund und seine Nase. Atmen Sie leicht aus (hauchen).

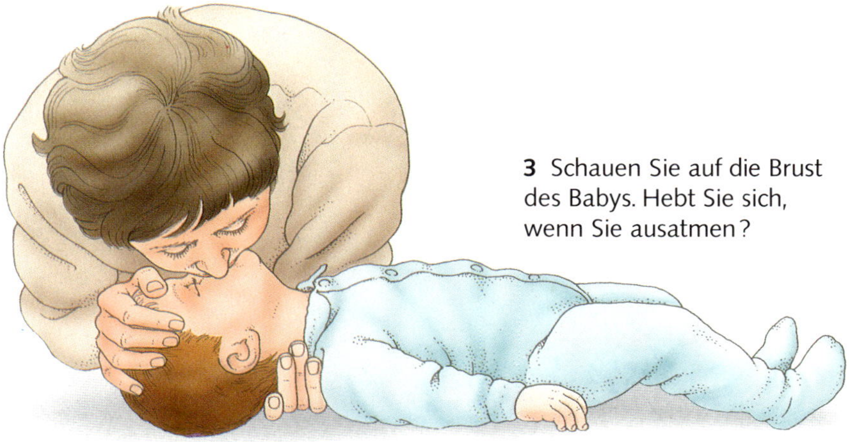

3 Schauen Sie auf die Brust des Babys. Hebt Sie sich, wenn Sie ausatmen?

✚ *Wenn sich die Brust nicht hebt*, dann versperrt wahrscheinlich ein Fremdkörper die Atemwege. Ergreifen Sie Maßnahmen, um ein Ersticken zu verhindern (siehe S. 66). Fahren Sie anschließend mit der Beatmung fort.

✚ *Bewegt sich die Brust*, dann wiederholen Sie die Beatmung dreimal, möglichst schnell hintereinander, und überprüfen Sie dann seinen Herzschlag (siehe nächste Seite).

BEATMUNG BEI EINEM KIND

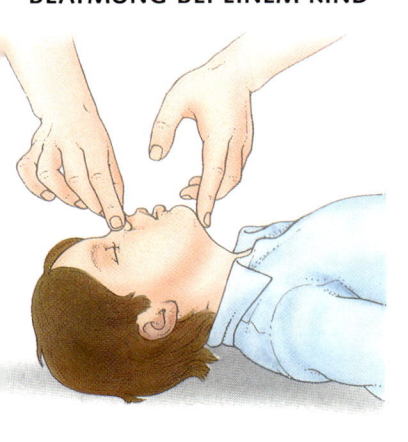

Verschließen Sie die Nase, wenn Sie in den Mund ausatmen.

1 Schieben Sie den Kopf des Kindes leicht nach hinten und das Kinn nach vorn, um seinen Mund zu öffnen. Verschließen sie seine Nasenlöcher.

2 Atmen Sie tief ein, und verschließen Sie mit Ihrem Mund den Mund des Kindes. Ist das Kind sehr klein, dann gehen Sie mit Ihrem Mund über Nase und Mund (siehe oben). Atmen Sie sanft in den Mund des Kindes aus.

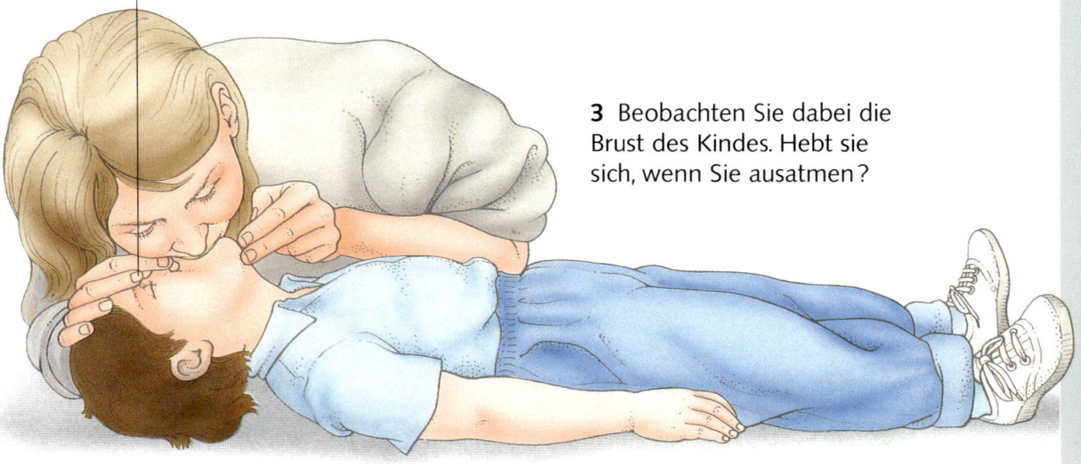

3 Beobachten Sie dabei die Brust des Kindes. Hebt sie sich, wenn Sie ausatmen?

✚ *Wenn sich die Brust nicht hebt*, dann versperrt wahrscheinlich ein Fremdkörper seine Atemwege. Ergreifen Sie Maßnahmen, um ein Ersticken zu verhindern (siehe S. 66). Fahren Sie anschließend mit der Beatmung fort.

✚ *Bewegt sich die Brust*, dann entfernen Sie Ihren Mund und lassen Sie die Brust sich wieder senken. Wiederholen Sie die Beatmung dreimal so schnell wie möglich. Überprüfen Sie dann den Herzschlag (siehe nächste Seite).

Herzschlag und Herzmassage

HERZSCHLAG ÜBERPRÜFEN

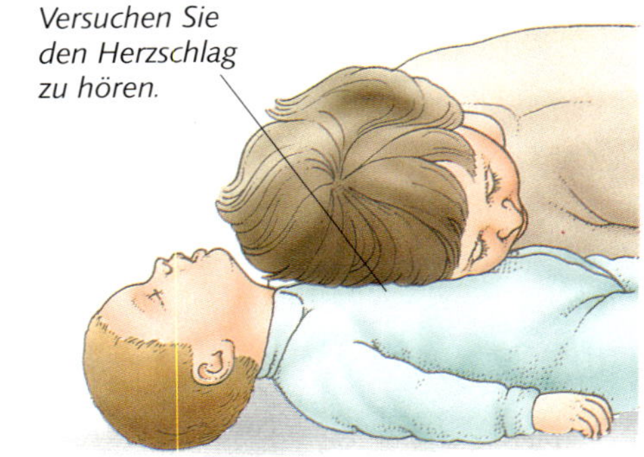

Versuchen Sie den Herzschlag zu hören.

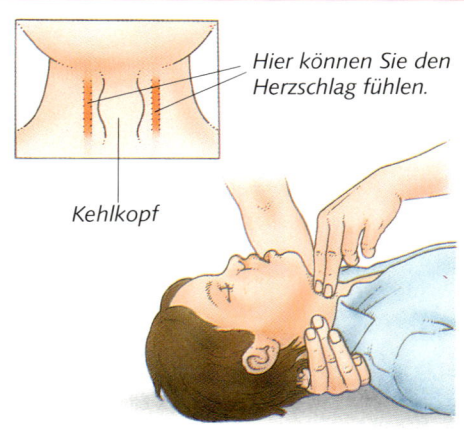

Hier können Sie den Herzschlag fühlen.

Kehlkopf

Bei einem Baby
Legen Sie ein Ohr für etwa fünf Sekunden auf den Brustkorb des Babys, und versuchen Sie den Herzschlag zu hören.

Bei einem Kind über zwei Jahre
Ertasten Sie die Vorderseite der Luftröhre Ihres Kindes, und legen Sie drei Fingerkuppen in die Grube zwischen dieser und dem großen Halsmuskel. Fühlen Sie nach dem Pulsschlag.

Bei einem Baby und einem Kind

✚ *Wenn Sie den Puls nicht fühlen oder keinen Herzschlag hören* können, hat die Herztätigkeit wahrscheinlich ausgesetzt. Beginnen Sie mit der Herzmassage (siehe unten). **Sie sollten eine Herzmassage vorher in einem Erste-Hilfe-Kurs geübt haben!**

✚ *Wenn das Herz schlägt,* fahren Sie mit der Beatmung fort, etwa ein Atemzug in drei Sekunden, so lange, bis die Atemtätigkeit wieder einsetzt oder bis der Notarzt da ist. Sobald das Kind wieder atmet, legen Sie es in die stabile Seitenlage (siehe gegenüber).

HERZMASSAGE
Bei einem Baby

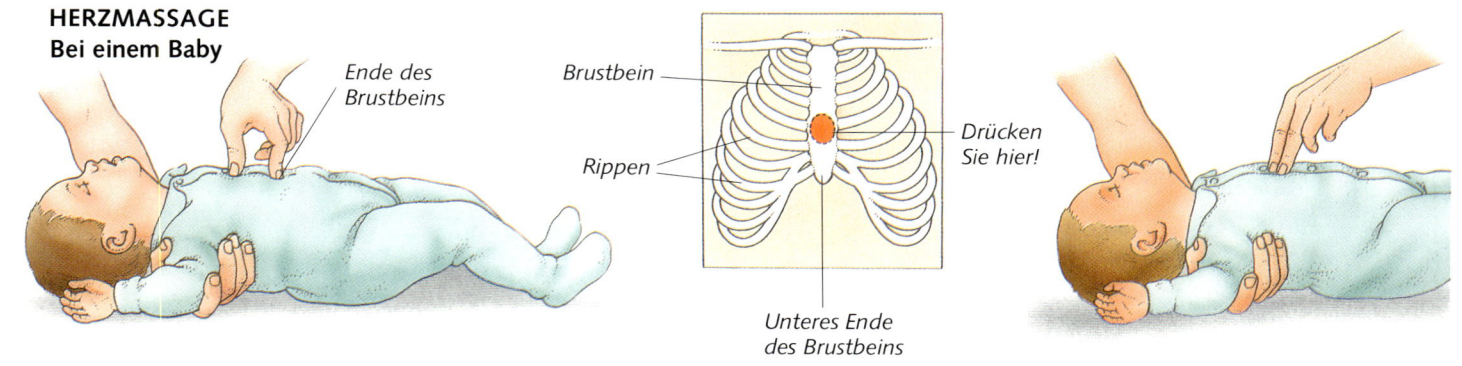

Ende des Brustbeins

Brustbein

Rippen

Drücken Sie hier!

Unteres Ende des Brustbeins

1 Schieben Sie eine Hand unter die Schultern des Babys und greifen Sie seinen Oberarm. Suchen Sie mit Ihrer anderen Hand das untere Ende des Brustbeins (siehe oben). Ermitteln Sie dann die Mitte des Brustbeins.

2 Legen Sie zwei Finger auf das Brustbein. Drücken Sie das Brustbein etwa eineinhalb bis zweieinhalb Zentimeter ein. Lassen Sie dann los.

Bei einem Kind über zwei Jahre

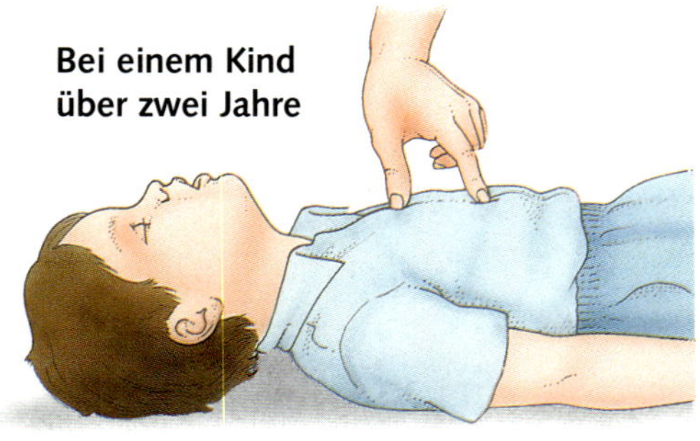

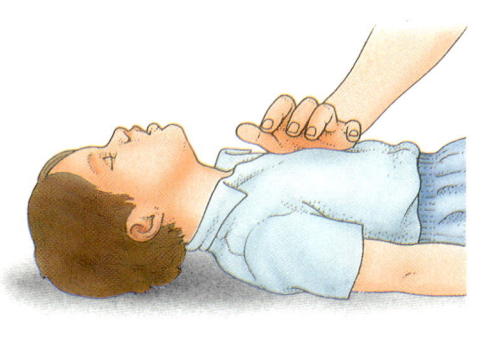

1 Suchen Sie das untere Ende des Brustbeins (siehe Zeichnung). Bestimmen Sie dann die Mitte des Brustbeins.

2 Legen Sie ihre Handfläche unterhalb der Mitte auf das Brustbein. Drücken Sie dieses zweieinhalb bis dreieinhalb Zentimeter herunter, lassen Sie anschließend los.

Bei einem Baby und einem Kind
3 Drücken Sie fünf- bis sechsmal, etwa zweimal pro Sekunde. Hören Sie dann auf, und beatmen Sie das Kind wieder einmal. Drücken Sie dann wieder fünfmal, und beatmen Sie anschließend. Fahren Sie in diesem Rhythmus fort, bis das Kind wieder atmet oder der Notarzt eintrifft. Alle zwei bis drei Minuten überprüfen Sie, ob das Kind wieder atmet.

4 Setzt der Herzschlag wieder ein, hören Sie mit der Massage auf. Fahren Sie aber mit der Beatmung fort, bis auch die Atmung wieder einsetzt.

Die stabile Seitenlage

Legen Sie das Baby oder Kind in diese Lage, wenn es bewußtlos ist, aber atmet. In dieser Lage wird verhindert, daß die Zunge nach hinten fällt und die Atemwege versperrt bzw. daß das Kind an Erbrochenem erstickt.

> ■ **WARNUNG** ■
>
> Bringen Sie das Kind nicht in die Seitenlage, wenn Sie befürchten, daß die Wirbelsäule oder der Nacken verletzt ist, beispielsweise nach einem schweren Sturz.

1 Drehen Sie den Kopf des Kindes zu sich, beugen Sie ihn dabei leicht nach hinten. Schieben Sie den näheren Arm des Kindes an seine Seite, und stecken Sie seine Hand mit dem Rücken nach unten unter seine Hüfte. Legen Sie den anderen Arm angewinkelt über seine Brust. Kreuzen Sie seine Beine, das hintere Bein über das vordere.

Der Kopf muß gut auf der Seite liegen und nach hinten gebeugt sein. Das Gesicht sollte leicht gegen den Boden geneigt sein.

2 Legen Sie einen Mantel oder eine Decke vor das Kind (falls vorhanden). Legen Sie eine Hand an das Gesicht, um es zu schützen. Greifen Sie mit der anderen Hand seine Hüfte. Rollen Sie das Kind auf sich zu, auf die Decke.

3 Achkn Sie darauf, daß die Atemwege frei sind. Beugen Sie nun den vor Ihnen liegenden Arm und das Bein in einen rechten Winkel. Ziehen Sie dann den anderen Arm unter dem Körper hervor. Lassen Sie ihn ausgestreckt an der Seite liegen.

4 Falls vorhanden, decken Sie das Kind mit einer Decke oder einer Jacke zu. **Rufen Sie jetzt den Notarzt.** Bleiben Sie bei dem Kind, bis Hilfe eintrifft. Überprüfen Sie alle drei Minuten die Atmung und den Herzschlag (falls der Herzschlag vorher ausgesetzt hatte).

Ersticken

Wenn ein kleiner Gegenstand oder Essen in der Luftröhre steckenbleiben, besteht die Gefahr des Erstickens. Sie müssen dann schnell handeln, weil die Atmung ganz aussetzen kann, wenn der Gegenstand nicht entfernt wird. Erstickungsgefahr besteht besonders bei Kleinkindern, die manchmal etwas essen, was sie nicht zerkauen können, und die häufig Gegenstände in den Mund stecken.

NOTFALL

Wenden Sie sich sofort an einen Notarzt, wenn
- die Atmung des Kindes aussetzt;
- Sie den Gegenstand nicht selbst entfernen können;
- das Kind weiter Erstickungssymptome zeigt, obwohl Sie den Gegenstand entfernt haben.

EINEM BABY HELFEN

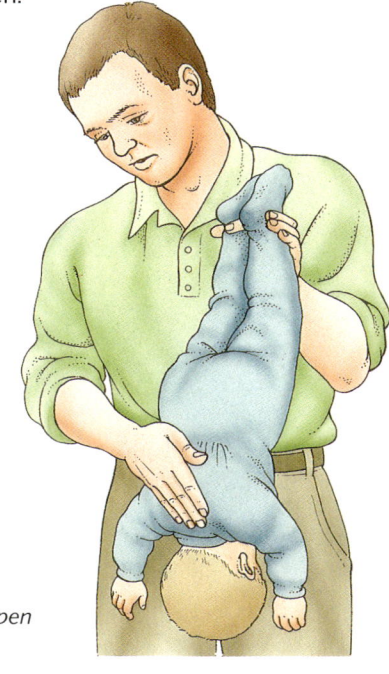

1 Halten Sie ein Baby an seinen Füßen mit dem Kopf nach unten. Ist es zu schwer, können Sie es auf Ihren Unterarm mit dem Kopf nach unten legen. Klopfen Sie zwischen seine Schulterblätter, etwa viermal.

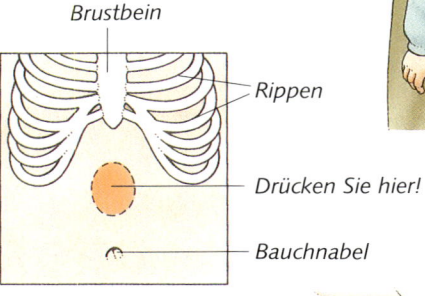

Brustbein
Rippen
Drücken Sie hier!
Bauchnabel

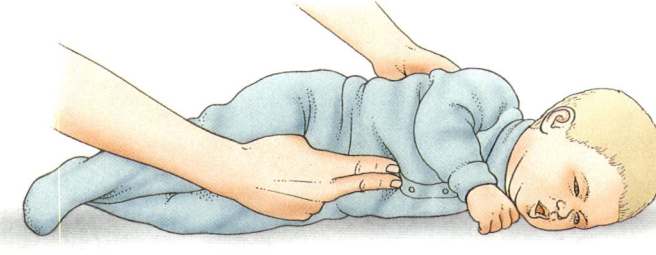

2 Wenn dies nicht geholfen hat, legen Sie das Kind auf die Seite, den Kopf leicht zurückgebeugt. Stützen Sie mit einer Hand seinen Rücken. Drücken Sie mit zwei Fingern auf den Punkt, der oben in der Zeichnung rot markiert ist. Drücken Sie mit einer energischen Bewegung nach innen und aufwärts.

3 Atmet das Kind nicht, obwohl der Gegenstand aus der Luftröhre entfernt ist, beginnen Sie mit Beatmungsmaßnahmen (siehe S. 62 ff).

EINEM KIND HELFEN

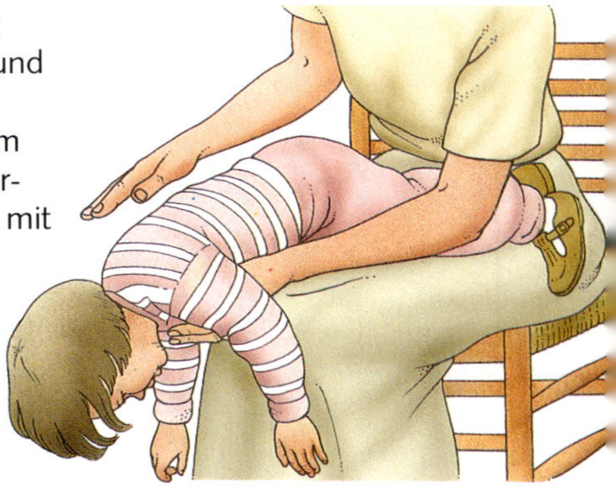

1 Setzen Sie sich hin, und legen Sie das Kind auf Ihren Schoß, mit seinem Kopf nach unten. Unterstützen Sie seine Brust mit einer Hand, und klopfen Sie mit der anderen Hand dem Kind mehrmals zwischen die Schulterblätter.

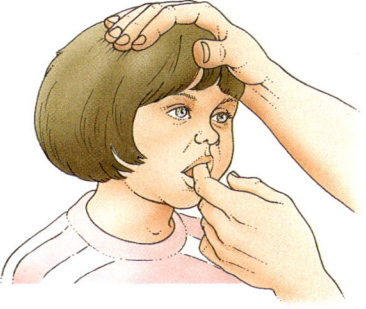

2 Fahren Sie mit dem Klopfen fort, bis der Gegenstand freigekommen ist. Holen Sie ihn dann mit einem Finger aus dem Mund des Kindes. Aber Vorsicht, daß Sie ihn nicht wieder nach hinten schieben!

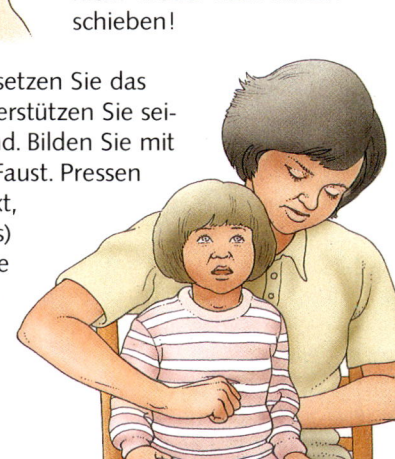

3 Hat dies nicht genützt, setzen Sie das Kind auf Ihren Schoß. Unterstützen Sie seinen Rücken mit einer Hand. Bilden Sie mit Ihrer anderen Hand eine Faust. Pressen Sie die Faust auf den Punkt, der in der Zeichnung (links) rot markiert ist. Pressen Sie energisch nach innen und aufwärts, etwa viermal.

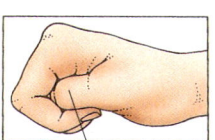

Nehmen Sie den Daumen nach innen, wenn Sie eine Faust bilden.

4 Atmet das Kind nicht, obwohl der Gegenstand aus der Luftröhre entfernt ist, beginnen Sie mit Beatmungsmaßnahmen (siehe S. 62 ff).

ERSTE HILFE

Ersticken

Ein Baby kann auch dadurch ersticken, daß es durch einen Gegenstand über seinem Mund und seiner Nase am Atmen gehindert wird.

Was können Sie tun?

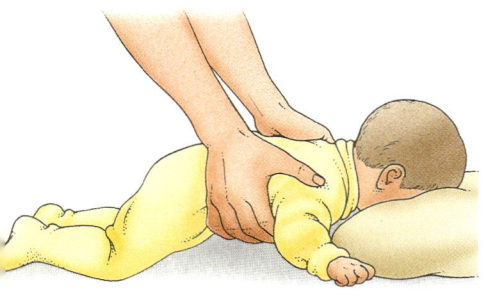

1 Entfernen Sie den Gegenstand, der das Kind hindert zu atmen.

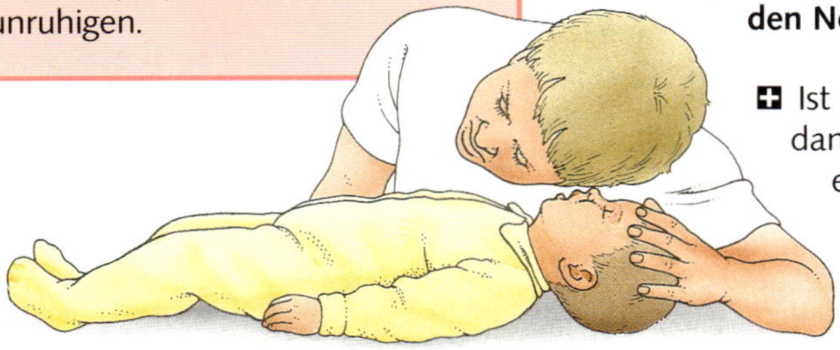

2 Überprüfen Sie, ob das Kind atmet und bei Bewußtsein ist (siehe S. 62).

NOTFALL
Wenden Sie sich sofort an einen Notarzt, wenn
▶ das Kind ohne Bewußtsein ist;
▶ die Atmung ausgesetzt hat, selbst wenn es nur einige Sekunden waren;
▶ andere Symptome Sie beunruhigen.

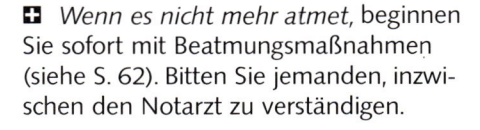

✚ *Wenn es nicht mehr atmet,* beginnen Sie sofort mit Beatmungsmaßnahmen (siehe S. 62). Bitten Sie jemanden, inzwischen den Notarzt zu verständigen.

✚ *Atmet es, ist aber ohne Bewußtsein,* dann bringen Sie es in die stabile Seitenlage (siehe S. 65), und **rufen Sie den Notarzt.**

✚ Ist es bei Bewußtsein, dann beruhigen Sie es einfach nur. Sind Sie aber noch beunruhigt, rufen Sie den Arzt.

Ertrinken

Babys und Kinder können schon in sehr flachem Wasser ertrinken. Denn gerät ein Kleinkind mit dem Kopf unter Wasser, dann ist seine automatische Reaktion, den Mund aufzumachen, um zu schreien, anstatt den Kopf aus dem Wasser zu heben.

Was können Sie tun?
Überprüfen Sie, ob das Kind bei Bewußtsein ist und ob es atmet (siehe S. 62). Solange es hustet, sich erbricht oder Erstickungsanfälle hat, funktioniert die Atmung noch. Wenn die Möglichkeit besteht, daß sich das Kind die Wirbelsäule oder den Nacken verletzt haben könnte, sollten Sie es sehr behutsam bewegen und darauf achten, daß Sie die Wirbelsäule nicht drehen.

✚ *Wenn es nicht atmet,* vergeuden Sie keine Zeit damit, indem Sie versuchen, das Wasser aus den Lungen zu entfernen. Säubern Sie seinen Mund, und beginnen Sie sofort mit künstlicher Beatmung (siehe S. 63), falls möglich, noch im Wasser oder während das Kind an Land gebracht wird. **Lassen Sie sofort einen Notarzt rufen.** Fahren Sie mit der Beatmung fort, bis der Notarzt eingetroffen ist oder bis das Kind wieder zu atmen beginnt. Legen Sie es dann in die stabile Seitenlage (siehe S. 65).

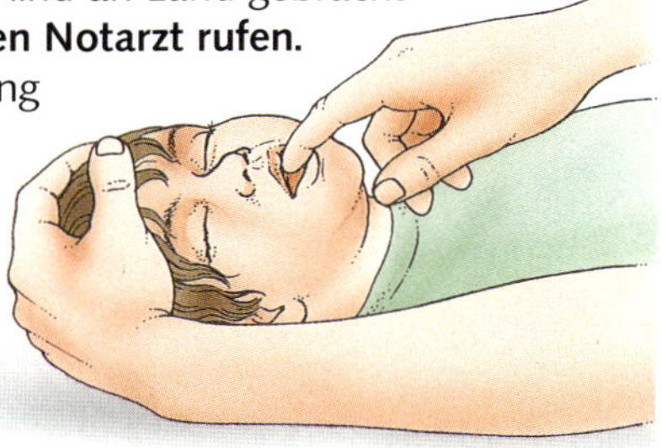

NOTFALL
Rufen Sie sofort einen Notarzt, wenn Ihr Kind vor dem Ertrinken gerettet wurde, selbst dann, wenn es sein Bewußtsein nicht verloren hat.

✚ *Wenn es atmet, aber ohne Bewußtsein ist,* legen Sie es in die stabile Seitenlage (siehe S. 65), so daß das Wasser aus seinen Atemwegen auslaufen kann.
Rufen Sie sofort einen Notarzt.
Decken Sie das Kind mit einer Jacke oder einer Decke zu. Bringen Sie das Kind nach Möglichkeit in einen warmen Raum, denn es kann nach längerem Aufenthalt im Wasser gefährlich unterkühlt sein.

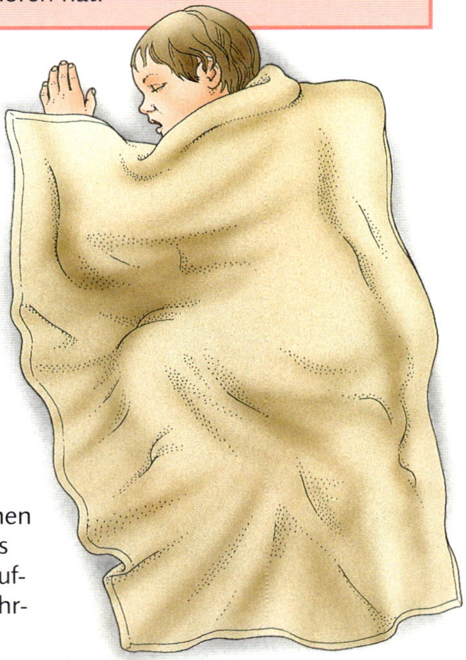

✚ *Wenn es bei Bewußtsein ist,* dann beruhigen Sie das Kind, und sorgen Sie dafür, daß es warm bleibt.

Schock

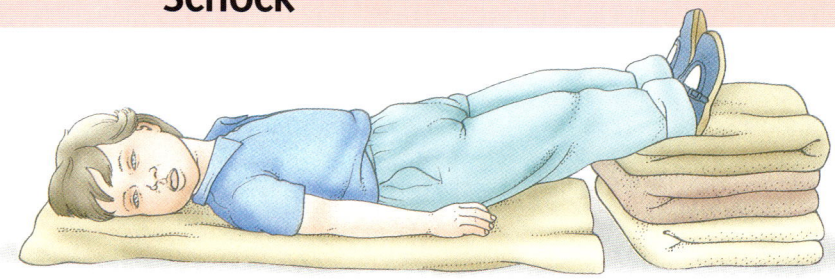

Schock ist ein lebensbedrohliches Versagen des Kreislaufs. Der Körper kann auf jede schwerere Verletzung mit einem Schock reagieren, beispielsweise auf starken Blutverlust. Ein »anaphylaktischer« Schock kann auch als Reaktion auf Insektenstiche auftreten.

SYMPTOME

- Blasse, naßkalte Haut;
- blaue oder graue Färbung um die Lippen und unter den Fingernägeln;
- schnelle, flache Atmung;
- Unruhe;
- Benommenheit, Konfusion;
- Bewußtlosigkeit.

NOTFALL

Hat Ihr Kind einen Schock, so **rufen Sie sofort den Notarzt.**

Was können Sie tun?

1 Legen Sie das Kind auf den Rücken, wenn möglich auf eine Decke oder einen Mantel. Drehen Sie seinen Kopf auf eine Seite, und legen Sie seine Füße 20 cm hoch, z. B. auf Kissen, Decken o. ä. Legen Sie die Füße *nicht* hoch, wenn das Kind ein gebrochenes Bein oder einen Schlangenbiß am Bein hat.

2 Bedecken Sie das Kind mit einer Jacke, einer Decke o. ä. Wärmen Sie das Kind aber nicht mit einer Wärmflasche oder einem elektrischen Heizkissen. Dies würde nur Blut von den lebenswichtigen Organen zur Haut abziehen.

3 Hat das Kind Durst, befeuchten Sie seine Lippen mit einem Lappen. Geben Sie ihm nichts zu essen oder zu trinken. Es gibt aber eine Ausnahme, Sie können dem Kind kleine Schlucke Wasser geben, wenn es sich schwer verbrannt hat.

4 Verliert das Kind sein Bewußtsein, überprüfen Sie seine Atmung.

✚ *Wenn es nicht atmet,* beginnen Sie sofort mit Beatmungsmaßnahmen (siehe S. 62 ff).

✚ *Atmet es,* legen Sie es in die stabile Seitenlage (siehe S. 65).

Vergiftungen

Babys und Kleinkinder sind ausgesprochen neugierig. Es ist deshalb wichtig, daß Sie giftige Substanzen verschließen bzw. aus dem Haushalt und dem Garten verbannen. Vergiftungen sind eine der häufigsten Notfälle bei jungen Kindern.

SYMPTOME

Die Symptome hängen von der Substanz ab, die das Kind verschluckt hat. Sie können häufig folgende Symptome beobachten:
- Bauchschmerzen;
- Erbrechen;
- Schocksymptome (siehe oben);
- Krämpfe;
- Benommenheit;
- Bewußtlosigkeit;
- Verbrennungen um und im Mund, wenn das Kind etwas Ätzendes verschluckt hat;
- Giftpflanzen, Behälter mit Gift o. ä. in der Nähe.

Was können Sie tun?

1 Wenn das Kind ohne Bewußtsein ist, überprüfen Sie seine Atmung (siehe S. 62).

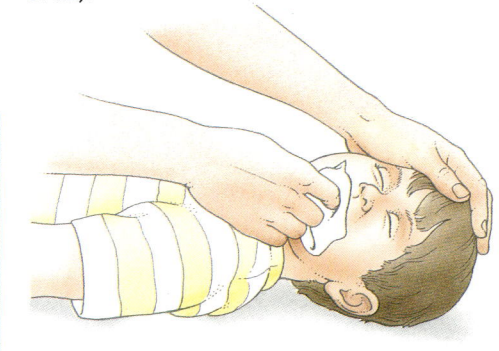

✚ *Wenn es nicht atmet,* beginnen Sie sofort mit der Beatmung (siehe S. 62 ff). Aber säubern Sie erst sein Gesicht, oder legen Sie ein Taschentuch über seinen Mund, damit Sie selbst kein Gift in Ihren Mund bekommen.

✚ *Wenn es atmet,* legen Sie es in die stabile Seitenlage (siehe S. 65).

NOTFALL

Rufen Sie sofort den Notarzt, wenn Sie meinen, daß Ihr Kind etwas Giftiges verschluckt hat.

2 Wenn Sie am Mund des Kindes Verätzungen oder Verbrennungen feststellen oder vermuten, daß es eine Chemikalie verschluckt hat, so waschen Sie seinen Mund mit Wasser aus. Geben Sie dem Kind schluckweise etwas Wasser.

3 Versuchen Sie herauszufinden, was das Kind geschluckt hat, wieviel und wann. Bewahren Sie eine Probe der Substanz auf. Hat es Pillen verschluckt, geben Sie die Schachtel dem Arzt oder der Besatzung des Rettungswagens.

4 Erbricht sich das Kind, so nehmen Sie eine kleine Probe vom Erbrochenen, um sie dem Arzt zu geben. *Versuchen Sie nicht, Ihr Kind zum Erbrechen zu bringen.*

Verbrennungen und Verbrühungen

Eine Verbrennung, die nicht tief geht, die Haut nur rötet und nicht mehr als 2 bis 3 cm groß ist, betrachtet man als geringfügige Verbrennung. Sie kann gut zu Hause behandelt werden. Jede Verbrennung, die größere Regionen betrifft, ist eine schwere Verbrennung. Sie ist gefährlich für das Kind, weil der Haut Flüssigkeit entzogen wurde und weil es zu einer Schockreaktion kommen kann.

> **NOTFÄLLE**
>
> **Bringen Sie das Kind sofort ins Krankenhaus,** nachdem Sie es versorgt haben, wenn:
> ▶ die Verbrennung eine Fläche von mehr als 3 cm betrifft;
> ▶ die Verbrennung durch einen Stromschlag verursacht wurde (siehe S. 75).

LEICHTE VERBRENNUNGEN
Was können Sie tun?

1 Kühlen Sie die betroffene Haut unter fließendem kaltem Wasser. Dadurch läßt der Schmerz nach. Außerdem kann der Bildung von Blasen entgegengewirkt werden.

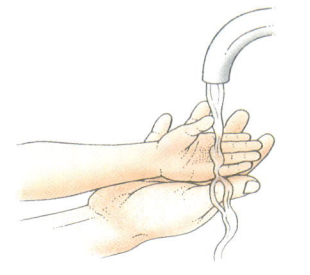

2 Hat sich eine Blase gebildet, legen Sie einen Gazeverband darüber, den Sie mit Heftpflaster befestigen. Stechen Sie die Blase nicht auf! Sie schützt die verletzte Zone, während neue Haut wächst. Geben Sie keine Creme oder Lotion auf die verbrannte Stelle.

BRENNENDE KLEIDUNG
Was können Sie tun?

1 Hindern Sie das Kind daran, panisch herumzurennen. Das würde die Flammen nur entfachen. Legen Sie es mit den brennenden Stellen nach oben auf den Boden.

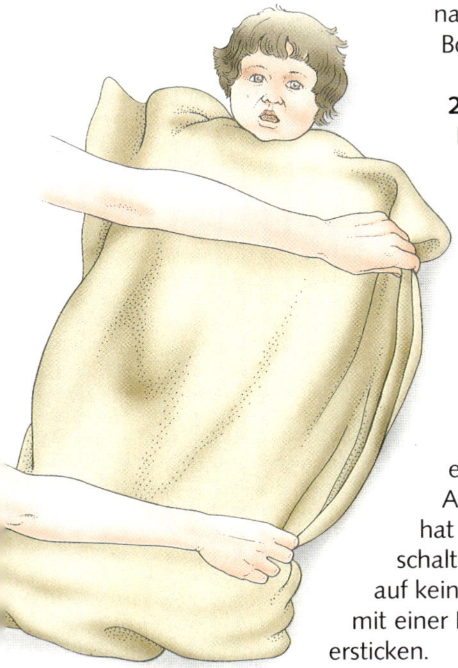

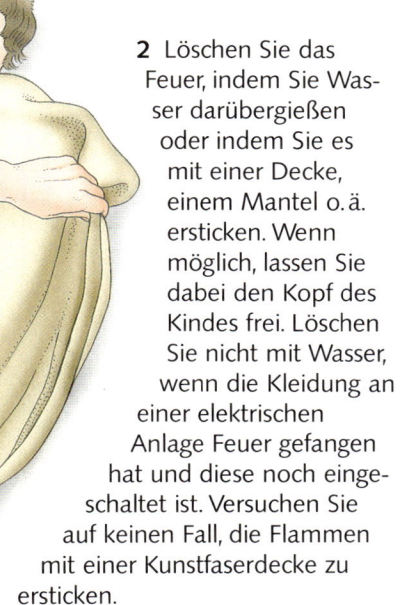

2 Löschen Sie das Feuer, indem Sie Wasser darübergießen oder indem Sie es mit einer Decke, einem Mantel o. ä. ersticken. Wenn möglich, lassen Sie dabei den Kopf des Kindes frei. Löschen Sie nicht mit Wasser, wenn die Kleidung an einer elektrischen Anlage Feuer gefangen hat und diese noch eingeschaltet ist. Versuchen Sie auf keinen Fall, die Flammen mit einer Kunstfaserdecke zu ersticken.

3 Sind die Flammen gelöscht, dann versorgen Sie das Kind, wie rechts für »schwere Verbrennungen« beschrieben.

SCHWERE VERBRENNUNGEN
Was können Sie tun?

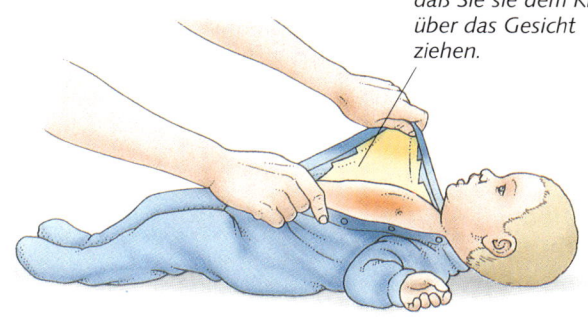

Besser zerschneiden Sie die Kleidung, als daß Sie sie dem Kind über das Gesicht ziehen.

1 Entfernen Sie alle Kleidung, die mit heißem Wasser oder mit Chemikalien getränkt ist. Achten Sie darauf, daß diese Kleidung dabei möglichst nicht die Haut des Kindes berührt. Schneiden Sie die Kleidung besser auf, als daß Sie sie über den Kopf des Kindes ziehen. Entfernen Sie keine verbrannte Kleidung, die mit der Brandstelle verklebt ist.

2 Kühlen Sie die Verbrennungen durch kaltes Wasser. Halten Sie das Kind dazu in eine mit Wasser gefüllte Wanne. Oder legen Sie nasse Tücher über die Wunden.

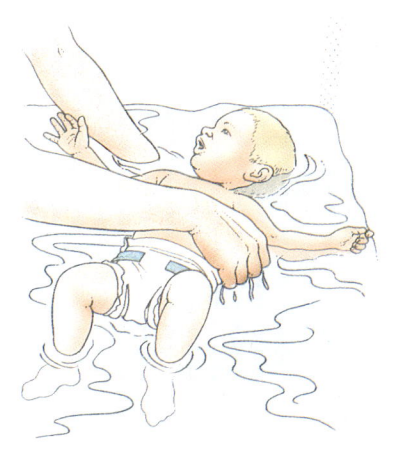

✚ *Wurde die Haut durch Chemikalien verbrannt,* waschen Sie die Haut mit viel Wasser. Lassen Sie aber nicht das Wasser über unverletzte Hautpartien ablaufen.

3 Bedecken Sie die Haut locker mit einem Tuch aus nicht flusendem Material. Haben Sie nichts Steriles zur Hand, tut es auch ein Taschentuch.

4 Achten Sie auf Schocksymptome und versorgen Sie das Kind entsprechend (siehe gegenüber, oben). Hat es Durst, geben Sie ihm kleine Schlucke Wasser.

Starke Blutungen

Wenn eine Wunde stark blutet oder eine Blutung nicht innerhalb von fünf Minuten zum Stillstand kommt, sollten Sie auf die Wunde drücken, um die Blutgefäße zusammenzupressen.

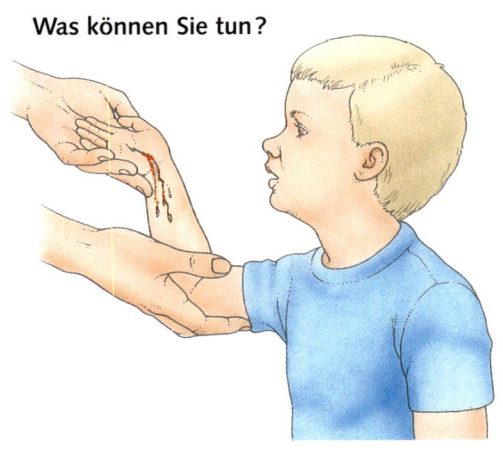

Was können Sie tun?

1 Halten Sie die Wunde höher als das Herz des Kindes, dadurch wird der Blutstrom zur verletzten Stelle verlangsamt. Untersuchen Sie die Wunde nach eingedrungenen Fremdkörpern. Behandeln Sie diese wie unten beschrieben.

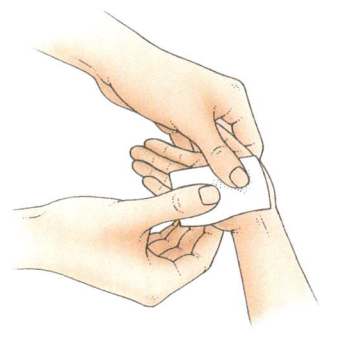

2 Legen Sie ein Verbandpäckchen oder eine Mullkompresse auf die Wunde, zur Not geht auch sauberer, nicht flusender Stoff. Drücken Sie für zehn Minuten fest auf die Wunde. Haben Sie gar nichts zur Verfügung, können Sie auch mit Ihrer sauberen Hand drücken.

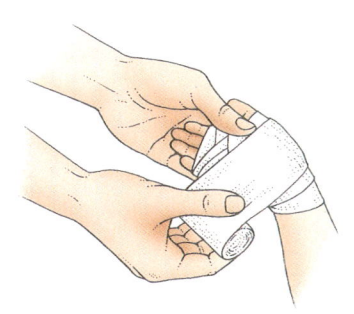

3 Lassen Sie die Kompresse auf der Wunde, und legen Sie einen festen Verband darüber an. Der Druck sollte dabei aufrechterhalten bleiben. Ist der Verband von Blut durchtränkt, nehmen Sie ihn nicht ab, binden Sie einen neuen darüber. Der Druck sollte immer bleiben.

4 Überprüfen Sie das Kind auf Schocksymptome, und behandeln Sie diese – falls notwendig (siehe S. 68).

■ **NOTFALL** ■
Wenn das Kind stark blutet, versorgen Sie die Wunde, und **bringen Sie das Kind sofort ins Krankenhaus.**

Fremdkörper in einer Wunde

Kleine Schmutzpartikel werden mit dem Blut aus einer Wunde herausgewaschen. Hat das Kind etwas in der Wunde stecken, so behandeln Sie diese wie im folgenden beschrieben:

Was können Sie tun?
1 Wenn die Wunde sehr stark blutet, heben Sie sie auf Brusthöhe, höher als das Herz. Üben Sie Druck auf die Wunde aus, um den Fremdkörper herum. Wird durch den Druck die Blutung stärker, so hören Sie damit auf. Versuchen Sie nicht, den Fremdkörper herauszuziehen oder die Wunde zu reinigen.

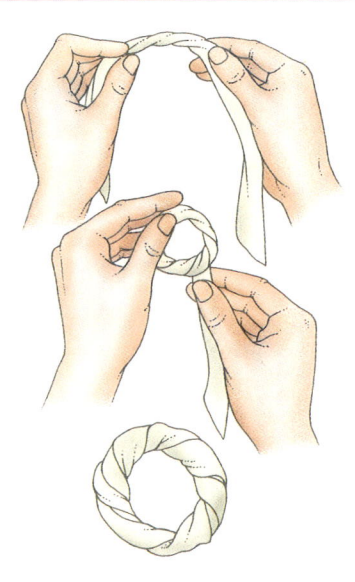

2 Lassen Sie die Wunde los, und rollen Sie ein Stück sauberen Stoff zu einem Ring, wie oben abgebildet.

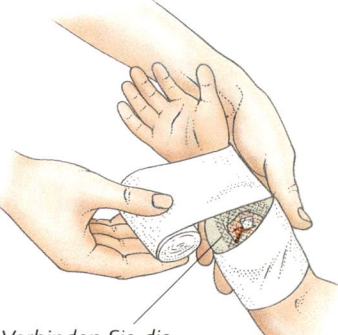

Verbinden Sie die Wunde so, daß kein Druck auf den Fremdkörper ausgeübt wird.

3 Legen Sie diesen Stoffring um die Wunde, und decken Sie ihn mit Gaze ab. Verbinden Sie dann die Verletzung. Der Verband soll über dem Fremdkörper keinen Druck auf die Wunde ausüben.

■ **NOTFALL** ■
Falls das Kind etwas in der Wunde hat, bringen Sie es nach der ersten Versorgung in ein Krankenhaus.

Schnitte und Schürfwunden

Schnitte und Schürfwunden sind bei Kindern häufig. Sorgen Sie dafür, daß das Kind gegen Tetanus geimpft ist. Tetanus kann durch den Schmutz übertragen werden, der in eine Wunde eindringt. Bisse von Tieren sollten Sie zunächst versorgen. Sind Sie sich nicht absolut sicher, daß keine Tollwutgefahr besteht, sollten Sie das Kind dann sofort zum Arzt bringen.

NOTFALL

Bringen Sie das Kind in ein Krankenhaus, nachdem Sie es versorgt haben, wenn:
▶ der Schnitt lang oder tief ist;
▶ der Schnitt zerfetzte Ränder hat;
▶ der Schnitt im Gesicht liegt;
▶ der Schnitt oder die Schürfwunde sehr stark verschmutzt ist;
▶ die Wunde zwar klein, aber sehr tief ist, beispielsweise hat sich das Kind einen rostigen Nagel eingetreten.

Wenden Sie sich baldmöglichst an Ihren Arzt, wenn die Region um die Wunde sich zu röten beginnt. Dies kann auf eine Infektion hinweisen.

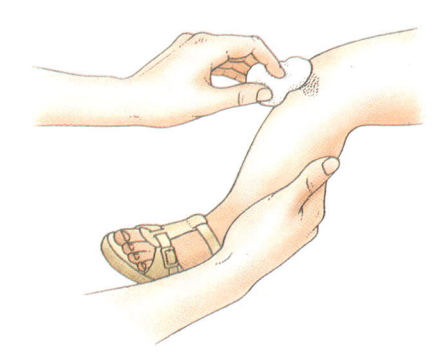

Was können Sie tun?
1 Waschen Sie sich zunächst die Hände, falls möglich. Waschen Sie dann die Umgebung der Wunde vorsichtig mit Watte, die Sie in eine antiseptische Lösung getaucht haben. Nehmen Sie dabei mehrmals frische Watte. Versuchen Sie nicht, eingedrungene Fremdkörper zu entfernen (siehe gegenüber).

✚ *Wurde das Kind von einem Tier gebissen,* waschen Sie die Wunde sorgfältig mit Wasser und Seife.

2 Blutet die Wunde nach etwa fünf Minuten immer noch, pressen Sie für einige Zeit eine Mullkompresse, zur Not ein sauberes, nicht flusendes Tuch darauf.

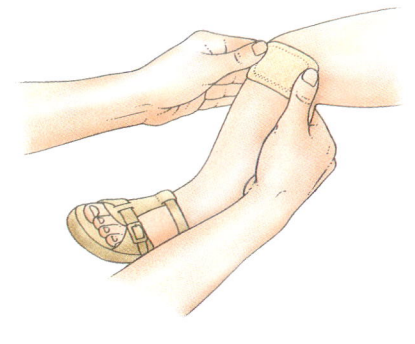

3 Decken Sie die Wunde mit einem Verband oder einem Pflaster ab. Tragen Sie keine antiseptischen Salben auf die Wunde auf.

4 Lassen Sie die Wunde abgedeckt, bis sie vollständig verheilt ist. Durch den Verband oder das Pflaster wird eine gewisse Hautfeuchte erhalten, die zum Heilungsprozeß beiträgt. Wechseln Sie Verband oder Pflaster täglich.

Nasenbluten

Nasenbluten kann durch einen Schlag auf die Nase oder durch Bohren in der Nase entstehen. Häufig gibt es bei Kindern auch keinen offensichtlichen Grund. In diesen Fällen kommt es zum Nasenbluten, weil die Blutgefäße in der Nase besonders leicht aufplatzen.

RUFEN SIE DEN ARZT

Wenden Sie sich sofort an einen Arzt, wenn das Nasenbluten auch nach einer halben Stunde nicht zum Stillstand gekommen ist oder wenn das Nasenbluten durch einen Schlag auf den Kopf verursacht wurde.

Was können Sie tun?
1 Setzen Sie das Kind mit dem Kopf über eine Schüssel. Das Kind soll sich leicht vorwärtslehnen. Drücken Sie fest auf beide Nasenlöcher, indem Sie die Nase mit Daumen und Zeigefinger unterhalb des Nasenbeins festhalten. Drücken Sie, bis die Blutung aufhört.

Drücken Sie die Nase fest zu.

2 Lassen Sie das Kind nicht den Kopf zurücklehnen. Dadurch würde das Blut durch die Nase in den Rachen und in den Magen gelangen, was zu Reizungen und Erbrechen führen kann.

3 Das Kind sollte sich etwa drei bis vier Stunden nach dem Nasenbluten die Nase nicht schneuzen.

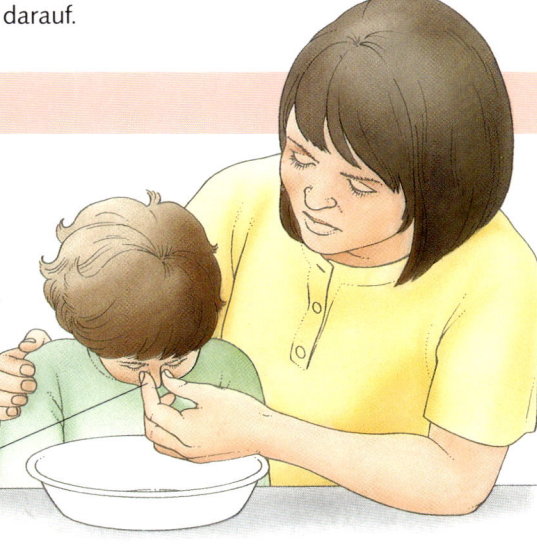

Kopf- und Gesichtsverletzungen

Bei Kindern kommen immer wieder stumpfe Schläge gegen den Kopf vor. Dabei können beeindruckende Beulen entstehen, doch sind solche Verletzungen selten etwas Ernsthaftes. Verletzungen der Haut führen am Kopf häufig zu relativ starken Blutungen. Ein starker Schlag gegen den Kopf kann zu einer Gehirnerschütterung führen. Die Symptome treten dabei manchmal erst mehrere Stunden später erkennbar auf, sie sind unten aufgeführt.

■ NOTFÄLLE ■

Wenden Sie sich sofort an den Notarzt, wenn das Kind eine Kopfverletzung hat und anschließend ungewöhnliches Verhalten an den Tag legt oder wenn es innerhalb der nächsten 24 Stunden irgendwelche der folgenden Symptome zeigt:
▶ Bewußtlosigkeit, wie kurz auch immer; Erbrechen;
▶ Atemgeräusche oder Schnarchen, falls das Kind sonst nicht schnarcht;
▶ Schwierigkeiten beim Aufwachen oder ungewöhnliche Benommenheit;
▶ Blut oder heller Schleim aus Nase oder Ohren;
▶ anhaltendes Weinen;
▶ starke Kopfschmerzen; Flucht vor hellem Licht.

ZAHNVERLETZUNGEN
Hat sich das Kind einen Zahn abgebrochen, ausgebrochen oder ist ein Zahn gelockert, sollten Sie den Zahn oder das abgebrochene Stück in Milch legen und das Kind mit dem Zahn sofort zum Zahnarzt (Krankenhaus) bringen.

Was können Sie tun?
1 Hat das Kind einen stumpfen Schlag auf den Kopf bekommen, so sollten Sie eine Eispackung (Würfel in Plastiktüte) auf die betroffene Stelle halten. Dadurch wird die Schwellung gemildert. Überprüfen Sie einmal pro Minute die Haut darunter. Nehmen Sie die Eispackung weg, wenn sich ein roter Fleck mit einem weißen Zentrum bildet.

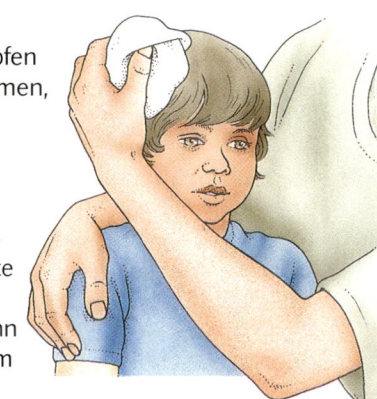

2 Wenn die Kopfverletzung blutet, legen Sie ein sauberes Tuch über die Wunde und drücken auf die Wunde (siehe S. 70).

3 Beobachten Sie innerhalb der nächsten 24 Stunden das Kind sehr sorgfältig, ob sich irgendeines der Symptome zeigt, die links aufgeführt sind. Hat das Kind einen stärkeren Schlag gegen den Kopf bekommen, wecken Sie es alle drei Stunden auf. Gelingt Ihnen dies nicht oder nur schwer, **rufen Sie sofort den Notarzt.**

4 Wenn aus der Nase oder aus dem Ohr Blut oder heller Schleim fließt, legen Sie das Kind in die Seitenlage. Stecken Sie dabei ein sauberes Tuch unter die Nase oder das Ohr. Kommt Flüssigkeit aus dem Ohr, legen Sie das Kind auf dieses Ohr, damit die Flüssigkeit auslaufen kann. **Rufen Sie sofort den Notarzt.**

Blaue Flecken

Blaue Flecken entstehen durch einen Sturz oder einen stumpfen Schlag. In der Haut entsteht eine Blutung, die zu Schwellungen und zu Verfärbungen führt. Die Verfärbung verschwindet normalerweise nach einer Woche.

EINGEKLEMMTE FINGER ODER ZEHEN
Hat sich das Kind in einer Tür oder einem Fenster die Finger geklemmt, oder ist ihm etwas Schweres auf die Zehen gefallen, so kühlen Sie für einige Minuten die betroffenen Stellen unter fließendem kalten Wasser. Ist die Schwellung sehr stark, oder läßt der Schmerz nach einer halben Stunde nicht nach, sollten Sie das Kind in ein Krankenhaus fahren.

Was können Sie tun?
1 Halten Sie einen in kaltem Wasser angefeuchteten Lappen oder eine Eispackung für ca. 30 Minuten auf die verletzte Stelle. Dadurch werden die Schmerzen gelindert und die Schwellung abgemildert.

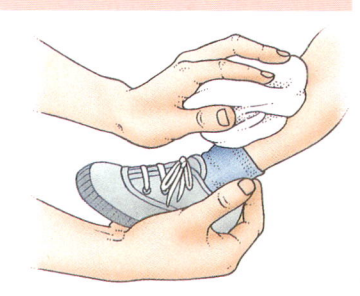

2 Hat das Kind starke Schmerzen, oder kann es Arm oder Bein nicht mehr benutzen, prüfen Sie, ob Sie Symptome für eine Verstauchung oder einen Bruch feststellen können (siehe gegenüber).

ERSTE HILFE

Verstauchung

Eine Verstauchung ist eine Verletzung der Bänder, die die Gelenke halten. Die Symptome können denen eines Bruchs ähneln. Wenn Sie sich nicht sicher sind, sollten Sie deshalb die Verletzung wie einen Bruch versorgen.

SYMPTOME
- Schmerzen im betroffenen Gelenk;
- Schwellung und Blaufärbung;
- Bewegungsschwierigkeiten.

NOTFALL
Bringen Sie das Kind in ein Krankenhaus, nachdem Sie es versorgt haben.

Was können Sie tun?

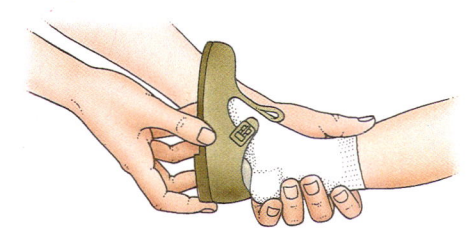

Legen Sie das verletzte Gelenk auf eine gepolsterte Unterlage.

1 Ziehen Sie dem Kind vorsichtig die Schuhe und Strümpfe aus oder was sonst eine Schwellung an der betroffenen Stelle einengen könnte.

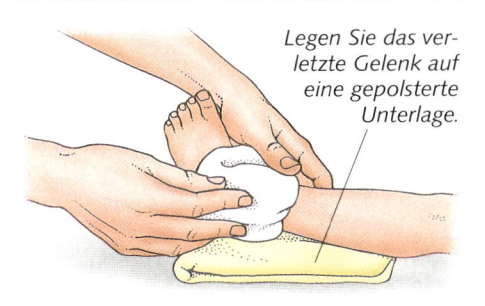

2 Unterstützen Sie das betroffene Gelenk mit einem Tuch. Kühlen Sie es dann mit einer Eispackung oder mit naßkalten Tüchern. Dadurch werden die Schmerzen und die Schwellung reduziert.

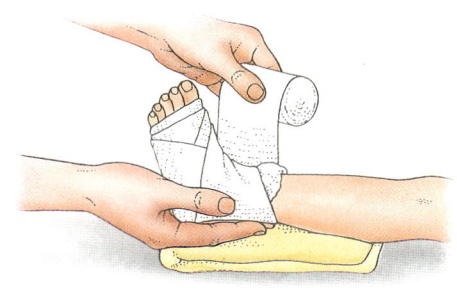

3 Legen Sie eine dicke Lage Watte über das Gelenk. Legen Sie darüber einen Stützverband an, er sollte fest sitzen, aber nicht so fest, daß sich die Finger- oder Zehennägel verfärben.

Brüche und ausgerenkte Gelenke

Bei Babys und Kleinkindern treten Brüche selten auf. Die Knochen sind noch nicht ausgehärtet. Sie sind noch flexibel. Am häufigsten treten bei Kindern »Grünholzbrüche« auf, bei denen sich der Knochen eher überbiegt, anstatt richtig zu brechen. Wenn Knochen aus den Gelenken springen, spricht man von einem ausgerenkten Gelenk.

Wenn Sie glauben, daß sich das Kind die Wirbelsäule oder den Nacken gebrochen hat, sollten Sie es nicht bewegen, es sei denn, seine Atmung setzt aus.

Was können Sie tun?
1 Ziehen Sie dem Kind vorsichtig die Schuhe und Strümpfe aus oder was sonst eine Schwellung an der betroffenen Stelle einengen könnte. Bewegen Sie das Kind aber nur, wenn es absolut nötig ist.

2 Unterstützen Sie die betroffenen Partien, damit das Kind es möglichst bequem hat. Ragt der gebrochene Knochen nicht durch die Haut, sollten Sie die Gliedmaßen über und unter dem Bruch ruhigstellen. Einen gebrochenen Arm legen Sie in eine Armschlinge.

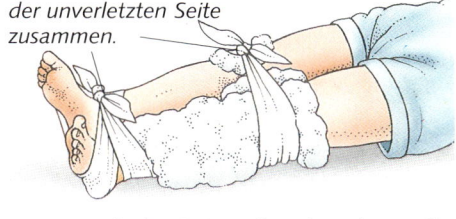

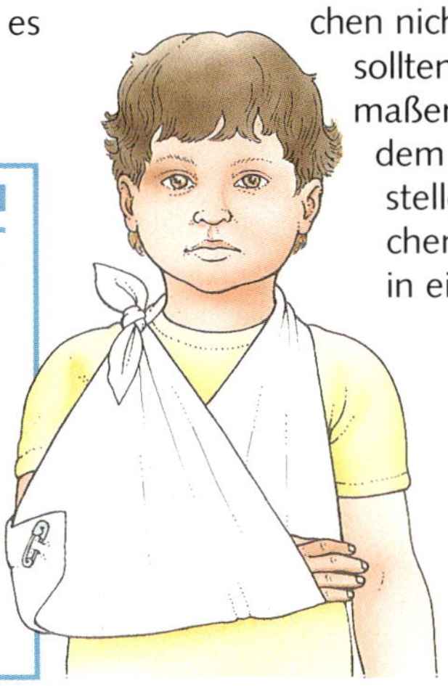

Binden Sie die Tücher auf der unverletzten Seite zusammen.

Hat es sich das Bein gebrochen, legen Sie das Kind auf den Boden und polstern Sie die betroffene Stelle sowie den Raum zwischen den Knien und den Knöcheln mit Watte. Binden Sie dann Knie und Knöchel zusammen.

3 Überprüfen Sie, ob das Kind Schocksymptome zeigt (siehe S. 68), und lagern Sie es entsprechend.

SYMPTOME
- Starke Schmerzen an der betroffenen Stelle;
- Schwellung, später Blaufärbung;
- Schwierigkeiten, den verletzten Körperteil zu bewegen;
- Deformationen an den betroffenen Stellen, die Knochen sind ungewöhnlich gebogen oder erscheinen kürzer als auf der gesunden Seite.

NOTFALL
Bringen Sie das Kind ins Krankenhaus, oder **rufen Sie einen Notarzt.**

Fremdkörper im Auge

Staubpartikel oder Wimpern können leicht in das Auge gelangen. Ist das Auge des Kindes gereizt, und können Sie keinen Fremdkörper entdecken, dann liegt wahrscheinlich eine Entzündung vor.

SYMPTOME
- Schmerzen im Auge;
- gerötetes, wäßriges Auge;
- das Kind reibt am Auge.

CHEMIKALIEN IM AUGE
Hat das Kind irgendwelche Chemikalien in sein Auge bekommen, waschen Sie das Auge unter fließendem Wasser aus. Halten Sie dabei die Augenlider geöffnet. Ist nur ein Auge betroffen, so neigen Sie den Kopf beim Waschen so zur Seite, daß das ablaufende Wasser nicht in das andere Auge dringen kann. Decken Sie das Auge dann mit einer Binde ab, und bringen Sie das Kind in ein Krankenhaus. Nehmen Sie nach Möglichkeit eine Probe der Chemikalie mit.

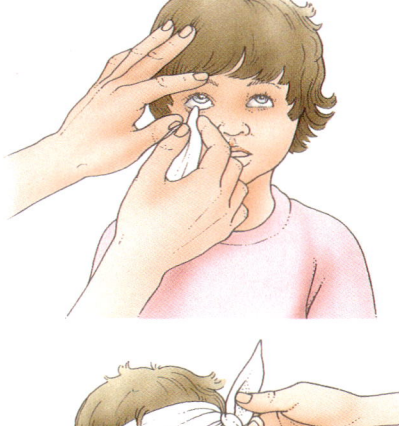

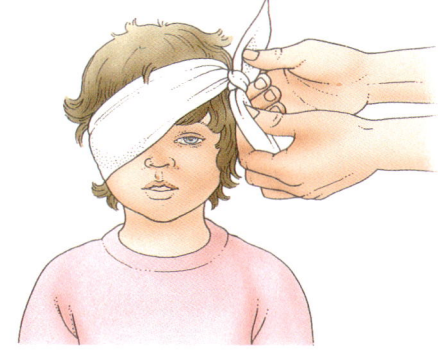

Was können Sie tun?

1 Warten Sie einige Minuten, um zu sehen, ob durch die Tränenflüssigkeit der Fremdkörper nicht von allein herausgewaschen wird.

2 Ist der Fremdkörper noch vorhanden, dann schauen Sie sich das Auge bei gutem Licht an. Bitten Sie das Kind, aufwärts zu schauen, während Sie das Unterlid herunterziehen.

3 Können Sie etwas entdecken, so nehmen Sie ein sauberes Taschentuch oder zusammengedrehte Watte, und versuchen Sie, es vorsichtig damit herauszuwischen.

4 Können Sie im Unterlid nichts entdecken, dann ziehen Sie das Oberlid vorsichtig nach vorn und nach unten über das Unterlid. Ein Fremdkörper kann manchmal so entfernt werden.

5 Hat das Kind immer noch Schmerzen im Auge, oder befindet sich der Fremdkörper nicht auf dem Weißen des Auges, oder können Sie ihn nicht entfernen, decken Sie das Auge ab, und bringen Sie das Kind in ein Krankenhaus. Versuchen Sie das Reiben am Auge zu unterbinden. Versuchen Sie einen Fremdkörper, der sich auf dem dunkel gefärbten Teil des Auges befindet oder der ins Auge eingedrungen ist, nicht selbst zu entfernen!

Fremdkörper im Ohr

Kinder stecken sich manchmal kleine Gegenstände ins Ohr, seltener kommt es vor, daß ein Insekt hineinkriecht. Geben Sie dem Kind möglichst kein Spielzeug wie Murmeln oder ähnliches, solange es noch nicht verstehen kann, daß es sich diese nicht ins Ohr stecken darf. Ein Fremdkörper im Ohr kann eine Infektion oder eine Verletzung des Trommelfells bewirken.

SYMPTOME
- Kitzeln im Ohr;
- teilweise Taubheit;
- das Kind reibt am Ohr.

Was können Sie tun?

Lassen Sie vorsichtig ein wenig Wasser ins Ohr tropfen.

1 Legen Sie ein Handtuch um die Schultern des Kindes. Kippen Sie dann seinen Kopf auf die Seite, so daß das betroffene Ohr oben ist. Geben Sie etwas lauwarmes Wasser in sein Ohr.

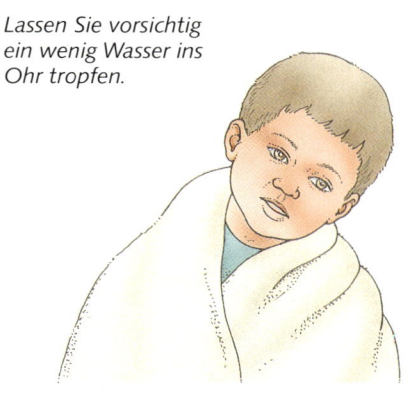

2 Kippen Sie den Kopf auf die andere Seite, so daß das Wasser ausfließen und den Fremdkörper dabei mitnehmen kann. Haben Sie keinen Erfolg, bringen Sie das Kind ins Krankenhaus.

Fremdkörper in der Nase

Manchmal stecken sich Kinder kleine Gegenstände oder Lebensmittel in die Nase (beispielsweise Holzperlen oder Erbsen). Und es kommt sogar vor, daß die Eltern dies zunächst nicht bemerken.

SYMPTOME
▶ Nasenbluten;
▶ blutiger, übelriechender Schleim aus der Nase.

Was können Sie tun?
Kann das Kind seine Nase schon ausblasen, sollte es sich das gesunde Nasenloch mit einem Finger zuhalten und durch das andere kräftig schnauben.

Stromschläge

Ein schwacher Schlag führt lediglich zu Kribbeln. Ein starker Stromschlag kann Ihr Kind dagegen umwerfen, er kann Verbrennungen und einen Schock verursachen, das Kind wird ohnmächtig, Atmung und Herz können zum Stillstand kommen.

Berührt ein Kind eine stromführende, nichtisolierte Leitung mit nassen Händen, dann werden die Auswirkungen des Schlags stärker sein, als bei trockenen Händen.

NOTFALL
Bringen Sie das Kind **sofort in ein Krankenhaus,** wenn:
▶ es ohne Bewußtsein war, und sei es nur für einen kurzen Moment;
▶ es elektrische Verbrennungen hat.

Was können Sie tun?
1 Schalten Sie den Strom (Hauptschalter, Sicherungskasten) aus.

✚ *Ist dies nicht möglich,* müssen Sie sofort den Kontakt unterbrechen. Stellen Sie sich auf etwas, was den Strom nicht leitet, eine Gummimatte, ein Stapel Zeitungen. Nehmen Sie etwas Nichtleitendes in die Hand, was trocken ist, beispielsweise ein Besenstiel aus Holz oder ein Holzstuhl. Schieben Sie damit das Kabel vom Körper des Kindes weg.

✚ *Ist auch dies nicht möglich,* ziehen Sie Ihr Kind von der Stromquelle weg, wobei Sie zuvor Ihre Hände mit dicker trockener Bekleidung (oder Zeitungspapier) isolieren. Greifen Sie die Bekleidung des Kindes, berühren Sie nicht seine Haut.

Bewegen Sie das Kabel und nicht den Arm des Kindes.

VERBRENNUNGEN DURCH STROM
Strom kann Verbrennungen an der Stelle verursachen, an der er in den Körper eintritt, und an der Stelle, an der er den Körper wieder verläßt. Das Kind kann deshalb recht tiefe Verbrennungen dort haben, wo es den Strom berührte, und wo es mit dem Boden verbunden war.

2 Prüfen Sie, ob das Kind bei Bewußtsein ist (siehe S. 62).

✚ *Ist es ohne Bewußtsein,* überprüfen Sie seinen Atem. Beginnen Sie – falls nötig – sofort mit der Beatmung (siehe S. 63). Wenn es atmet, legen Sie es in die stabile Seitenlage, um die Atemwege freizuhalten (siehe S. 65).

✚ *Ist es bei Bewußtsein,* beruhigen Sie es. Achten Sie auf Schocksymptome (siehe S. 68).

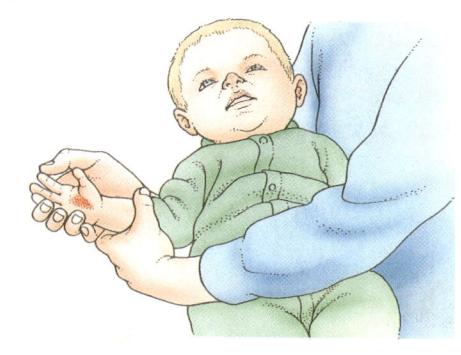

3 Suchen Sie nach Verbrennungen. Die Verbrennungen sind meist gerötet, oder die Haut ist verbrannt und schwillt an. Die betroffenen Stellen müssen wie schwere Verbrennungen behandelt werden (siehe S. 69).

Kleine Bisse und Stiche

Die meisten Pflanzen, Insekten oder Quallen verursachen nur relativ leichte Verletzungen, die zwar recht schmerzhaft, aber nicht weiter gefährlich für ein Kind sind. Allerdings entwickeln manche Menschen allergische Reaktionen auf bestimmte Stiche oder Hautreizungen. Sie brauchen ärztliche Hilfe.

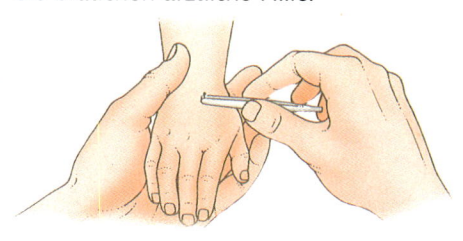

■ SYMPTOME ■
▶ Stechender Schmerz;   ▶ Rötung;   ▶ leichte Schwellung;   ▶ Jucken.

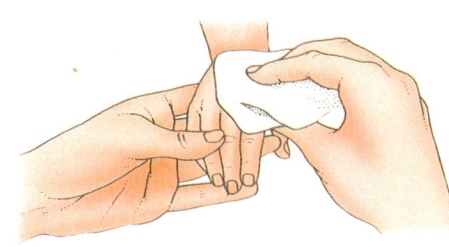

■ NOTFALL ■
Geben Sie dem Kind Erste Hilfe, und **bringen Sie es sofort ins Krankenhaus,** wenn   ▶ es in Atemnot gerät;   ▶ sich große Rötungen zeigen;   ▶ ihm schwindlig wird oder eine Ohnmacht droht;   ▶ es in den Mund oder die Kehle gestochen wurde.

Was können Sie tun?
1 Wurde das Kind von einer Biene gestochen, prüfen Sie, ob der Stachel noch in der Haut sitzt. Entfernen Sie diesen mit Ihren Fingernägeln oder einer Pinzette. Dabei müssen Sie darauf achten, daß Sie nicht den kleinen Giftsack am Ende des Stachels quetschen.

2 Legen Sie auf einen Wespenstich eine kalte Kompresse mit verdünntem Essig und auf einen Bienenstich eine Kompresse mit einer Paste aus Wasser und Natriumbikarbonat.

✚ Wurde das Kind in den Mund oder in die Kehle gestochen, geben Sie ihm etwas Kaltes zu trinken, oder – falls es über zwei Jahre alt ist – lassen Sie es an einem Eiswürfel lutschen. Bringen Sie es sofort zum Arzt.

3 Tupfen Sie die Haut vorsichtig mit Watte ab, die Sie zuvor in Calamine-Lotion getränkt haben. Falls vorhanden, können Sie auch eine Antihistaminsalbe um den Stich auftragen.

Schlangenbisse

Bisse von Schlangen sind für Kinder immer gefährlich. Die einzige Giftschlange, die in der Natur in Mitteleuropa vorkommt, ist die Kreuzotter. Doch Urlaubsreisen führen häufig in stärker gefährdete Gebiete. Einen Schlangenbiß muß man ernst nehmen, Todesfälle sind allerdings sehr selten.

■ SYMPTOME ■
Die Symptome sind natürlich von der Schlangenart abhängig, manche treten erst einige Stunden nach dem Biß auf: ▶ starke Schmerzen;   ▶ Bißspuren als Punkte;   ▶ Schwellung;   ▶ Übelkeit und Erbrechen;   ▶ Atemnot;   ▶ Schocksymptome (siehe S. 68);   ▶ Benommenheit;   ▶ Bewußtlosigkeit.

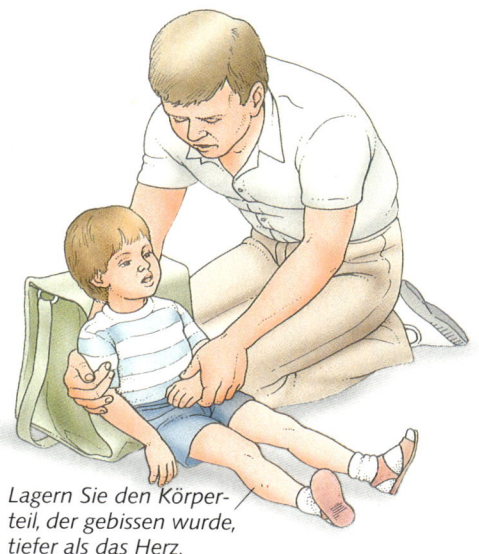

Lagern Sie den Körperteil, der gebissen wurde, tiefer als das Herz.

■ NOTFALL ■
Geben Sie dem Kind Erste Hilfe, und **bringen Sie es sofort zu einem Arzt.** Versuchen Sie sich das Aussehen der Schlange einzuprägen.

Was können Sie tun?
1 Beruhigen Sie das Kind, und setzen Sie es aufrecht hin. Legen Sie den gebissenen Körperteil still, möglichst unterhalb der Herzhöhe.

2 Waschen Sie um den Biß herum vorsichtig die Haut. Versuchen Sie **nicht**, das Gift aus der Wunde zu saugen!

3 Achten Sie auf eine Schockreaktion des Kindes (siehe S. 68). Wurde das Kind in das Bein oder in den Fuß gebissen, dann sollten die Beine nicht hochgelagert werden.

4 Achten Sie auf den Atem, wenn das Kind das Bewußtsein verliert (siehe S. 62 ff).

✚ *Setzt die Atmung aus,* beginnen Sie mit Beatmung (siehe S. 63).

✚ *Atmet es weiter,* bringen Sie es in die stabile Seitenlage (siehe S. 65).

ERSTE HILFE

Quallen

Die einzige Qualle, die bei uns schwere Vergiftungserscheinungen hervorrufen kann, ist die »Portugiesische Galeere« (*Physalis physalis*). Sie kommt in allen europäischen Meeren vor. Auf der Wasseroberfläche segelnd, sieht sie wie ein blauschimmernder, durchsichtiger Sack aus. Ist Ihr Kind mit ihr in Berührung gekommen, benötigt es ärztliche Hilfe.

■ SYMPTOME ■
▶ Brennender Schmerz;
▶ Hautrötung;
▶ Atemnot;
▶ Ohnmachtsanfall.

Was können Sie tun?
1 Wenn an der Haut des Kindes noch Teile der Fangfäden hängen, wischen Sie diese mit einer Handvoll nassen Sands ab. Passen Sie dabei auf, daß Sie selbst nicht auch noch die Fangfäden berühren!

2 Bringen Sie Ihr Kind in die stabile Seitenlage (siehe S. 65), und decken Sie es mit etwas Trockenem zu.

■ NOTFALL ■
Hat sich das Kind an den Fangfäden stark vergiftet, sollten Sie es schnell in ein Krankenhaus bringen.

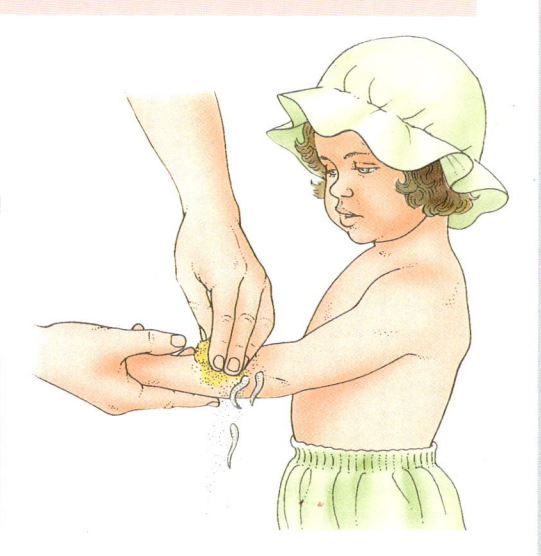

Splitter und Dornen

Ab und an wird sich ein Kind mit Dornen und Splittern verletzen. An den Füßen werden sie häufig nicht bemerkt, weil Sie nicht schmerzen. Anders an den Fingern.

■ RUFEN SIE DEN ARZT ■
Wenden Sie sich baldmöglichst an Ihren Arzt, wenn
▶ die Haut sich um den Splitter rötet, wenn sie anschwillt oder sich entzündet;
▶ das Kind einen Glas- oder Metallsplitter oder einen mit Gartenerde verschmutzten Splitter (Tetanusgefahr) hat.

Was können Sie tun?

Greifen Sie das Ende des Splitters.

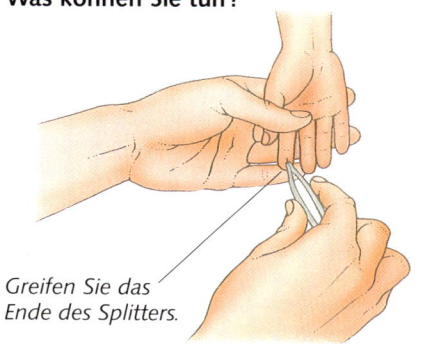

1 Falls das Ende eines Splitters hervorragt, sterilisieren Sie eine Pinzette über einer Flamme, und ziehen Sie dann den Splitter vorsichtig heraus. Waschen Sie den Bereich gründlich mit Wasser und Seife.

2 Sitzt der Splitter unter der Haut, sterilisieren Sie eine spitze Nadel über einer Flamme. Lassen Sie die Nadel abkühlen, aber berühren Sie nicht mehr die Spitze. Dann stechen Sie mit der Nadel vorsichtig unter die Haut und legen den Splitter frei. Heben Sie ein Ende des Splitters an, und holen Sie ihn mit einer sterilisierten Pinzette heraus. Dann waschen Sie den Bereich gründlich mit Wasser und Seife.

3 Ist ein Splitter tiefer in die Haut eingedrungen, verursacht aber keine Schmerzen, so ist es am besten, Sie lassen ihn einfach drin. Er wird mit der Zeit von allein herauswachsen.

Blasen

Eine Blase entsteht durch Verbrennung, Reibung oder Quetschung der Haut. Die Flüssigkeit in der Blase schützt die Haut. Die äußere Hautschicht wird später vertrocknen und sich abschälen.

Was können Sie tun?
1 Stechen Sie eine Blase nicht auf. Achten Sie darauf, daß das Kind Bekleidung trägt, die an der Blase nicht scheuert.

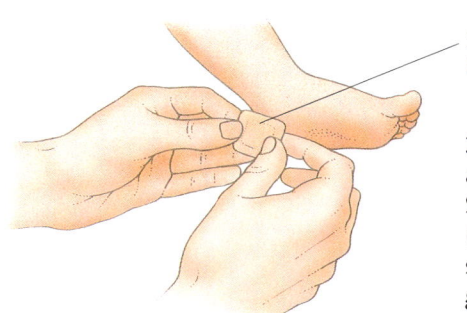

Schützen Sie die offene Blase mit einem Pflaster.

2 Ist die Blase schon offen, lassen Sie sie am besten unbedeckt; es sei denn, die Stelle ist weiterhin Reibung ausgesetzt (beispielsweise im Schuh). In diesem Fall sollte die Region mit einem Pflaster geschützt werden.

Stichwortverzeichnis

A
Allergene 43
Allergie 52
Anaphylaktischer Schock 68
Antibiotika 21
Antimykotikum 38
Appetitmangel 6, 12
Arzt rufen 14
Arztbesuch 16
Aspirin 20, 22
Asthma 42
Atemwege 40
Atemwege, Infektion 40
Atmung, Überprüfung 62
Augenklappe 35
Augenlidentzündung 34
Augensalbe 23
Augentropfen 23
Ausfluß 49
Ausgerenkte Gelenke 73
Ausschlag 30
Austrocknung 11, 46, 47
Auswurf 41
Auto 60
Außenohr 36

B
Bad 59
Ballaststoffe 45
Bauchschmerzen 44
Beatmung 63
Beschäftigung 25
Beschneidung 49
Bett 25
Beulen 50
Bewußtlosigkeit 62
Bienen 76
Bindehautentzündung 9, 34
Bisse 76
Bläschen 31
Bläschenflechte 54
Blässe 12
Blase 48
Blasen 77
Blaue Flecken 72
Blepharitis 34
Blinddarmentzündung 44
Blutungen 70
Bronchien 40
Bronchitis 42
Brüche 73
Brustbein 64

C
Chemikalien im Auge 74
Chemikalien verschluckt 68

D
Darmblockierung 44
Dehydrierung 11, 46, 47
Diagnose im Überblick 12
Digitalthermometer 18, 19
Diphterie, Impfung 28
Dornen 77
Drüsenschwellung 32
Durchfall 11, 47

E
Eingeklemmte Finger 72
Ekzeme 52
Elektrizität 60
Encephalitis 57
Epilepsie 57
Erbrechen 11, 25, 33
Erkältung 26
Ernährung 45
Erste-Hilfe 61
Erste-Hilfe-Ausrüstung 61
Ersticken 66, 67
Ertrinken 67
Essen 24
Eustachische Röhre 36

F
Fadenwürmer 49, 56
Fieber 18
Fieber messen 19
Fieber, Anzeichen 18
Fieber, Senken 20
Fieberkrämpfe 20
Fieberphantasien 20
Flecken 5, 31
Flure 60
Fremdkörper im Auge 74
Fremdkörper im Ohr 74
Fremdkörper in der Nase 75
Fremdkörper in einer Wunde 70
Frieren 10
Frühgeborene 6
Furunkel 50
Fußsohlenwarzen 54

G
Garten 60
Gebärmutter 48
Gehörgang 36, 37
Gemüse 45
Genitalerkrankungen bei Jungen 49
Genitalerkrankungen bei Mädchen 49
Genitalien 48
Gerstenkorn 35
Gesichtsverletzungen 72
Gift 68
Grand mal 57
Grindflechte 55
Grippe 27
Grippe, Impfen 27
Grünholzbruch 73

H
Halsschmerzen 39
Harnleiter 48
Harnwegeinfektion 48
Haut 52
Haut, rissige 50, 53
Hauterkrankungen 50
Herzmassage 64
Herzschlag 64
Hirnhautentzündung 57
Hitzeausschlag 51
Hoden 48
Husten 41
Hustenanfälle 33

I
Impetigo 55
Impfreaktionen 28
Impfrisiken 28
Influenza 27
Ingelan-Puder 31
Innenohr 36

J
Jucken 50, 56

K
Karies 22
Kehlkopf 40, 64
Keuchhusten 33
Keuchhusten, Impfung 28
Kinderlähmung, Impfung 28
Kindersicherungen 60
Kinderzimmer 59
Körpertemperatur 10
Kopfjucken 50
Kopfverletzungen 72
Krampfanfälle 57
Krankenhaus 17
Krankenhaus, Besuch 17
Krankenhaus, Fahrt ins 61
Krankenhaus, Personal 17
Krankenpflege 24
Kreuzotter 76
Krupp 40
Küche 58

L
Läuse 56
Lebensrettungsmaßnahmen 62
Leistenbruch 49
Lippen 53
Lippenherpes 54
Luftröhre 40
Luftröhre, Fremdkörper 66
Lunge 40
Lungenentzündung 43

M
Magen-Darm-Katarrh 11, 25, 46
Mandelentzündung 39
Mandeln 39
Mandeloperation 39
Masern 30
Masern, Impfung 28
Medikamente 21
Medikamente, Aufbewahrung 22
Meningitis 57
Mentholsalbe 27
Milchschorf 9
Mittelohr 36
Mittelohrentzündung 37
MMR 28
Mumps 32
Mumps, Impfung 28
Mundschleimhäute 38

N
Nahrung, verdünnte 11
Narkose 17
Nasenbluten 71
Nasensprays 26
Nasentropfen 22, 26
Nebenhöhlen, Entzündung 26
Nesselsucht 8, 51
Niere 48
Nissen 56
Normaltemperatur 19
Notarzt rufen 14
Notsignal 14

O
Obst 45
Ohrenschmalz 36
Ohrentropfen 23, 36
Ohrentzündung 36
Operation 17

P
Paracetamol 20, 22
Paukenhöhle 36
Paukenröhrchen 37
Penis 48
Petechien 14, 26
Petit mal 57
Plantarwarzen 54
Pneumococcus 43
Pneumonie 43
Polio, Impfung 28
Portugiesische Galeere 77
Pylorrusstenose 11

Q
Quallen 77
Quecksilberthermometer 18, 19

R
Rachen 39
Rauchen 41
Raumtemperatur 10
Reizhusten 41
Reye-Syndrom 22
Ringverband 70
Rippen 64
Rissige Haut 53
Röteln 29
Röteln, Impfung 28
Röteln, Schwangerschaft 29
Rückgratverletzung 61

S
Schielen 35
Schienen 73
Schlangenbisse 76
Schleimhäute 42
Schluckimpfung 28
Schmerzen 15
Schmerzmittel 15
Schnitt 71
Schock 68
Schreien 6
Schürfungen 71
Schuppen 34
Schutzimpfungen 28
Seitenlage 65
Serum 76
Sicherheit 58
Sinusitis 26
Sonne 53
Sonnenbrand 53
Soor 8, 38
Splitter 77
Spucken 11
Stabile Seitenlage 65
Staub 43
Stiche 76
Streifenthermometer 18, 19
Stromschlag 75
Stuhlgang 11, 47
Symptome 14, 15

T
Temperatur, erhöhte 12
Tetanus, Impfung 28
Thermometer 18
Tierbiß 71
Tierhaare 43
Tonsillitis 39
Treppen 60
Trinken 24
Trommelfell 36, 37
Tropfer 21
Tubenkatarrh 37
Tuberkulose, Impfung 28

U
Übelkeit 25
Überhitzung 10, 51
Unterhaltung 25
Unterkühlung 10
Urin 48
Utikaria 51

V
Vagina 48
Verbrennung 69
Verbrennung durch Strom 75
Verbrühungen 69
Vergiftung 68
Verstauchungen 73
Verstopfung 45
Virusgrippe 27
Vollkornbrot 45
Vorhaut 48, 49
Vorhautentzündung 49

W
Warzen 54
Waschmittel 8
Waschungen 20
Weichspüler 8
Windelausschlag 8
Windpocken 31
Wohnzimmer 60

Z
Zahnverletzungen 72
Zigarettenrauch 43
Zoeliakie 47

Bücher, die das Leben schreibt.

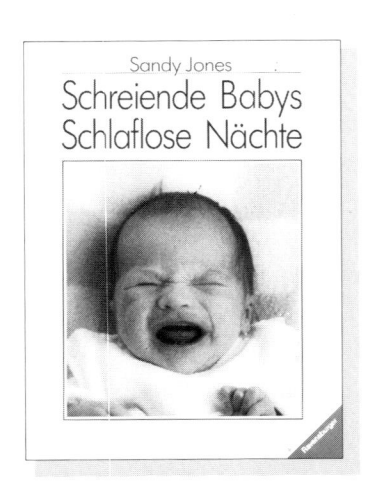

Sandy Jones
**Schreiende Babys
Schlaflose Nächte**
Dieser Ratgeber für junge Eltern zeigt auf, welche Ursachen die Schlafprobleme eines Babys haben können, wie man sie überwindet und wie man selbst zu etwas Schlaf kommt.
ISBN 3-473-**42713**-6

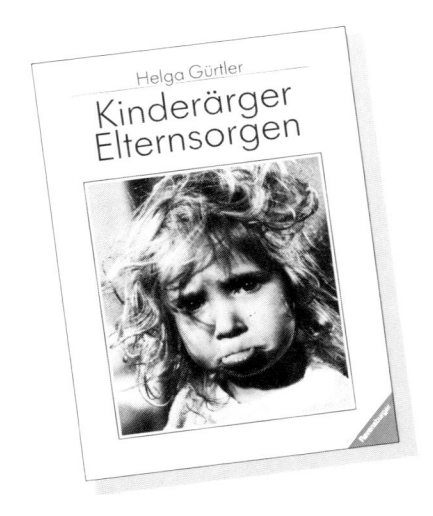

Helga Gürtler
Kinderärger – Elternsorgen
Ein Ratgeber für die häufigsten Probleme im Umgang mit Kindern zwischen Babyalter und Schulzeit.
ISBN 3-473-**42716**-0

Arbeitsgemeinschaft Allergiekrankes Kind (Hrsg.)
Unser Kind ist allergisch
Außer der Beschreibung der Krankheitsbilder werden auf psychische Faktoren, Fragen zur Ernährung ebenso eingegangen, wie auf Darlegungen zur sportlichen Betätigung und physikalischen Therapie.
ISBN 3-473-**42715**-2

Carol Hunter
Naturkost fürs Baby
Das Buch für alle Eltern, die von Anfang an für ihr Baby eine gesunde Ernährung zubereiten wollen.
ISBN 3-473-**42717**-9

Barbara Dale/Johanna Roeber
Gymnastik für Schwangerschaft und Geburt
Mit Gymnastik und Entspannungsübungen zu einem neuen Körperbewußtsein. Die körperliche und seelische Vorbereitung auf eine problemlose, aktive Geburt.
ISBN 3-473-**42712**-8

Harvey S. Wiener
Sprache für ein ganzes Leben
Methoden und Wege, mit denen Eltern mit einfachen Mitteln und ohne großen Aufwand Kindern zu sprachlicher Kompetenz verhelfen können.
ISBN 3-473-**42718**-7

Máire Messenger
Stillen
Das Beste für das Baby: Muttermilch. Ein Ratgeber, der die körperlichen, emotionalen und sozialen Aspekte des Stillens umfassend behandelt.
ISBN 3-473-**42711**-X

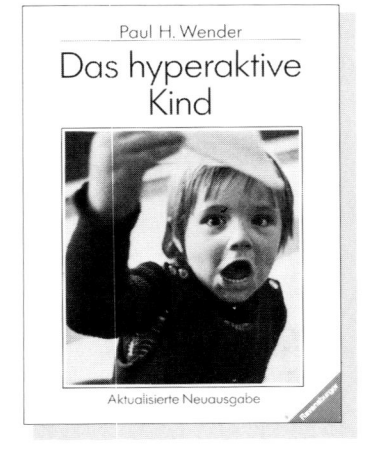

Paul H. Wender
Das hyperaktive Kind
Erkennen und Behandeln von Konzentrationsstörungen und Verhaltensauffälligkeiten wie Hyperaktivität und Aggressionen sind Thema dieses Buches.
Aus dem Amerikanischen und bearb. von Walter Eichlseder.
ISBN 3-473-**42719**-5

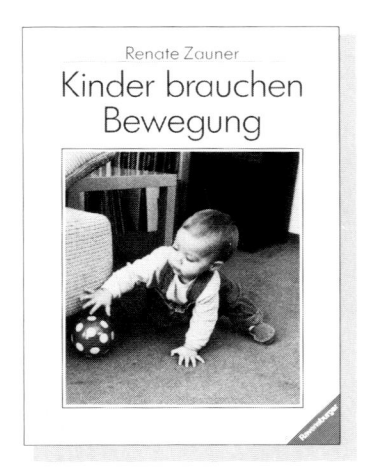

Renate Zauner
Kinder brauchen Bewegung
Dieses Buch zeigt, wie man Anlässe schaffen kann, damit Kinder sich zwanglos und fröhlich bewegen.
ISBN 3-473-**42720**-9

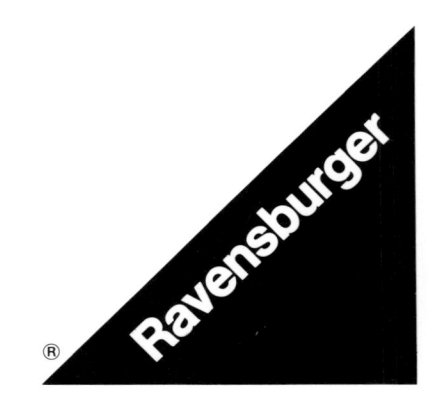

Von Ravensburger® gibt es: Spiele, Kinder- und Jugendbücher, Puzzles, Hobby- und Malprogramme und Sachbücher.

Ravensburger